痛覚のふしぎ

脳で感知する痛みのメカニズム

伊藤誠二　著

ブルーバックス

装幀／芦澤泰偉・児崎雅淑
目次、本文デザイン／齋藤ひさの（STUDIO BEAT）
本文図版／さくら工芸社

はじめに

「我思う、ゆえに、我あり」と唱えた17世紀のフランスの哲学者デカルトは「観察できるヒトの行動は2つに分類できる――単純と複雑。単純な行動は、特定の感覚のように、いつも決まった同じパターンをひきおこす行動である。複雑な行動は対照的に感覚と行動が予期できず、意志の気まぐれに翻弄される行動である」と述べています。

痛覚には、熱いものに触ったとき、反射的に手を引っ込めるという単純なパターンをとる「感覚的な側面」と、不安、恐怖、過去の記憶などの影響を受ける「情動・感情的な側面」の二面性があります。痛覚の感覚的な側面は生物がもつ基本的な警告反応の1つで、種の保存、生命の維持に不可欠な機能です。一方、痛覚の情動・感情的な側面はデカルトが言う、意志の気まぐれに翻弄される複雑な行動まで、さまざまな様相を示します。

現在、病院を訪れる患者の最も多い理由は痛みです。痛みはだれもが日常生活で体験するものであり、高齢社会を迎えた日本にあって、痛みは人々にとって最大の関心事であり、人類有史以来の克服すべき課題なのです。

古代ギリシャの哲学者アリストテレスが「痛覚は魂の苦悩」と言ったように、長い間、痛みは主観的、観念的であり、科学にはなりえないと考えられてきました。そして、科学が進歩する以前は、痛みがなぜ生じるのかを説明することは難しい問題で、患者の病気に伴う痛みの状態をうまく説明することができませんでした。

ところが、１９７０年代から始まった分子生物学の進歩により、遺伝子のクローニング技術が確立し、痛覚に関する多くの機能分子の遺伝子やタンパクの構造が明らかにされました。同時に、神経伝達の基本であるイオンチャネル1分子の活動が、電気生理学的にとらえることができるようになり、神経活動や神経機能をタンパク分子として語ることができるようになりました。その結果、「外部の刺激がなぜ痛みを起こすのか」「どのように脳に伝えられて痛みとして認識されるのか」という痛覚の単純な行動を、分子レベルで理解できるようになりました。

さらに、21世紀に入り、機能的磁気共鳴画像法（ｆＭＲＩ）をはじめとする脳のイメージング技術の進歩により、脳の活動部位や神経回路網を可視化できるようになりました。このことにより、情動的・感情的要因に影響されるヒトの痛みの複雑な行動の理解が、急速に進みつつあります。そして今、脳科学はルネッサンスの時代を迎えているのです。

2年前に講談社の能川佳子さんから痛覚に関する本の執筆依頼を引き受けたのは、その半年前にブルーバックスから刊行された一般読者向けの『記憶のしくみ　上・下』（ラリー・R・クワイア／エリック・R・カンデル 著）を読み感銘を受けたため。そして、痛みに関する総説や専門書は数多くありますが、生化学・分子生物学の立場から、分子に基づいた痛みに関する一般読者向けの単行本がないことが、『痛覚のふしぎ』を書こうと思った最大の理由です。同時に、痛みの研究が成熟期にあり、今後、執筆内容が大きく変わることがないとも考えました。

第1章では、慢性痛を抱えるすべての読者に関係する「痛みを理解するうえでの基礎的知識と現状」をわかりやすく説明しました。20世紀末から、トウガラシの主成分カプサイシンの受容体が熱による痛み受容器であることや、生まれつき痛みを感じない先天性無痛症の原因が解明されてきたのです。そして、第2章では「痛みがどのように生じ、脊髄に伝えられるのか」という感覚面について詳しく説明しました。

トウガラシが熱による痛みの受容器であるということがわかっただけでなく、ハッカや大根、わさびが、冷たさを感じる温度受容器を活性化するということも、次々と明らかになりました。痛みや温度受容器が、味覚、ヒトの嗜好と結びついているのは驚きでしたが、わたしたちは「激辛料理を食べると汗がでる」「ハッカ入りのガムを噛むと爽快感がある」ことを体験して知っています。この驚きは、痛覚、味覚、視覚、聴覚が、脳の共通の入り口である〝視床〟を通って大脳で知覚・記憶され、〝舌が肥える〟ことと結びついていると考えれば、なるほどと納得できるのです。

——ヒトは長寿で高齢社会を迎えているが、生まれたときにできたニューロンの大部分は、分裂することもなく取り替えられることもなく何十年生き続け、高次脳機能を担っている。イオンチャネルタンパク、シナプス上の受容体や神経伝達に関わる機能分子は、対照的に、早いもので数分、遅いものでも数週間で整備され、取り替えられている。どのニューロンも細胞内の分子的、生化学的なしくみを利用してパーツをとりかえ再構築している。このことにより脳は成長や学習に伴う可塑的な変化を可能にしているが、一方で神経機能を安定して維持するかという問題を抱えている——

と述べたレイクル（Marcus E. Raichle）は、現在脚光を浴びているデフォルトモードネットワークを提唱しました。ヒトは昼間活動した脳を休めることなく、毎晩、睡眠時間にデフォルトモードネットワークを活性化して神経機能を再構築し、記憶も書き換えているようです。

第3章は「痛みの中枢はどこにあるのか」「痛みはなぜ主観的なのか」という痛みの根源的な問題である感情面に踏み込みました。そして、最近着目されているデフォルトモードネットワークやマインドワンダリングと痛みの意識の関係について説明しました。

高齢社会を迎えた日本にあって、「ニューロンの欠落で本来記憶しているものが思い出せない、記憶すべきものが覚えられない」のが認知症であるのに対し、不安、恐怖、過去の不快な記憶は慢性痛の情動・感情面に影響します。これまでの研究で、脳での記憶学習のメカニズムと痛みのメカニズムには共通点が多いことがわかってきました。また、痛みに影響を与える負の記憶を消去するため、慢性痛の治療に認知行動療法が取り入れられはじめています。第4章は「痛みはなぜ増強し、持続するのだろうか」という問題について、脳の神経回路の可塑性と痛みの記憶という観点から説明しました。また帯状疱疹後神経痛でみられる「なぜ触刺激が痛みに変わるのか」という問題については、筆者の視点で踏み込んで説明しています。第5章では、痛みの治療の進歩と痛みとの付き合い方について筆者の考えを述べました。

本書は、痛みに関心を持っている幅広い一般読者を想定して、わかりやすく書かれています。

高校生レベルの生物の知識があれば、現在まで明らかにされてきた痛みのメカニズムを理解できるように、まずその原理を述べ、実験科学で明らかにされた事実の中から、その代表例に絞り、図を用いて、できるだけわかりやすく説明を行いました。同時に、痛みの研究を通じて知りえた人体の精緻な仕組みをよりよく理解するために、その実験結果の意味づけを行いました。一般読者の方が、『痛覚のふしぎ』から、生命科学や脳科学の面白さに興味をもっていただければ、著者にとってこの上ない喜びです。

最後に、原稿をすみずみまで読んで、臨床の立場から適切なコメントをいただいた大阪医科大学麻酔科南敏明教授、論文等の図を一般読者向けに作図していただいた谷村絵理さん、本書の執筆発行でお世話になりました講談社のみなさんに感謝します。

痛覚のふしぎ　もくじ

第3章 痛みの中枢はどこにあるのだろう 121

第1章

痛いとはどういうことだろう

1.1 だれもが体験し、これからも経験する痛み

正岡子規が患った背骨の痛み

「柿くへば鐘が鳴るなり法隆寺」の俳句で有名な正岡子規は、晩年、肺結核を患ったことでも知られています。結核菌が背骨の中に入り込み空洞をつくる〝脊椎《せきつい》カリエス〟に進行し、背骨や腰に穴が開き、膿があふれ死ぬまで耐え難い痛みに苦しめられました。体を起こすこともできない中で書かれた、

「病牀六尺、これが我世界である。しかもこの六尺の病牀が余には広過ぎるのである」

で始まる随筆『病牀六尺』を思い浮かべられる方もいらっしゃるでしょう。

子規が痛みの状況をつぶさに口述した『病牀苦語』の一部を紹介します。

「この頃は痛さで身動きも出来ず煩悶の余り精神も常に穏やかならんので、毎日二、三服の痲痺

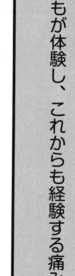

剤を飲んで、それでようよう暫時の痲痺的愉快を取って居るような次第である。考え事などは少しも出来ず、新聞をよんでも頭脳が乱れて来るという始末で、書くことは勿論しゃべることさえ順序が立たんのである。（略）

（略）自分は余りの苦《くるし》みに天地も忘れ人間も忘れ野心も色気も忘れてしもうて、もとの生れたままの裸体にかえりかけたのである。（略）

（略）苦痛の甚しいために早く死ねばよいと思う方が多くなって来た。これは経験のない人に話したところがわからん事であるからいうにも及ばぬが、しかし時々この誤解をしられるために甚だ肝癪に障ることがある。（略）少し苦痛があるとどうか早く死にたいと思うけれど、その苦痛が少し減じると最早死にたくも何にもない。大概覚悟はして居るけれど、それでも平和な時間が少し余計つづいた時に、ふと死ということを思い出すと、常人と同じように厭な心持になる。人間は実に現金なものであるということを今更に知ることが出来る」

明治時代、結核は死の病で、正岡子規だけでなく、石川啄木、樋口一葉をはじめ20代、30代の若者が結核で命を落としていました。幸いなことに、１９４４年の抗生物質ストレプトマイシンの発見により、第二次世界大戦後、結核を治療できるようになり、正岡子規が患った脊椎カリエスの悲惨な状況はなくなりました。

わたし自身、幼い時に日本脳炎に罹り、生死の境をさまよいました。昭和30年当時、日本脳炎は発症した人の半数以上が亡くなり、生存者の45〜70％に知能障害や運動障害などの後遺症が残ってしまう恐ろしい病気でした。わたしは幸いにも死地を脱しましたが、その回復期に医師が脳《のう》脊髄液《せきずいえき》を採取するために、法定伝染病の隔離病室で海老のように背中を丸められ、麻酔もされずに何度も太い針を背骨の間に刺されました。その恐怖が今でも記憶に残っています。針を刺すだけでも跳び上がるほど痛かったのを考えると、背骨が結核菌で破壊され、四六時中膿が流れ出る状態にあった子規の痛さと絶望感は想像を絶するものがあります。

末期がん患者が感じる2つの痛み

わたしたちは頭痛、歯痛、腹痛や腰痛と日常さまざまな痛みを経験しますが、病院に行くか鎮痛薬を飲むことでしばらく我慢すれば痛みは治まることを知っています。正岡子規が亡くなった明治35年（１９０２）の日本人の平均寿命は男性が43・９７歳、女性が44・８５歳でした。１９３５年頃から第二次世界大戦直後まで死因の第1位は結核で、感染症が上位を占めていました。

抗生物質のおかげで、若くして結核や感染症で亡くなる方は激減しました。現在、男女とも平均寿命は80歳を超え、死因の第1位はがんです。明治時代の結核と同じように、がんを宣告されると、現代の医療で治療できるとわかっていても、一度は死を考え、覚悟します。そして、がんの多くは転移します。特に、最近増加している乳がんや前立腺がんは高頻度で骨に転移します。その痛みは途方もないものであり、看病をする家族は見るのもつらいものがあります。がん患者は、がん自体の症状のほかに、痛み、倦怠感などのさまざまな身体的な症状や、落ち込み、悲しみなどの精神的な苦痛を経験します。そのため、がん医療を行う多くの病院にがん緩和ケアチームが作られました。「緩和ケア」は、がんと診断された時から行われる、身体的・精神的な苦痛を和らげるためのケアです。

緩和ケアの現状を理解するために、滋賀県立成人病センターの堀泰祐緩和ケアセンター長を訪ねました。堀センター長は大学の同級生で、がん患者に寄り添うため、メスを捨て、緩和ケア医に転向しました。多くの患者に骨転移が起こりますが、モルヒネ等の鎮痛薬投与で80％の患者は痛みをコントロールすることができると話してくれました。私自身、少しホッとしたのを覚えています。

痛みにはモルヒネでコントロールできる身体的な痛みだけでなく心の痛みがあります。堀センター長はコラムニストでもあります。緩和ケア病棟を案内してもらった後、自分自身のがん体験を含め、多くのがん患者さんの心情をつづった彼の著書『緩和ケア医が見つめた「いのち」の物語』を渡されました。ここで、その中に載っているレイ子さんの例を引用して紹介しましょう。

「レイ子さんが悪性リンパ腫になったのは、七〇歳代半ばのことでした。（略）骨盤内に病変があり、痛みがあってもおかしくなかったのですが、抗がん剤治療で病変が小さくなっても痛みは軽くなりませんでした。治療を続けることが難しくなり、緩和ケア病棟に入院してきました。

親しい友人もおらず、レイ子さんの身内は遠方の親戚しかいませんでした。見舞客が来ないので、個室ではほとんど一人で過ごしていました。（略）激しい痛みのときもあり、大きな声をあげて、看護師を呼びました。

（略）

それは、孤独からの救いを求める魂の叫びのように思えます。鎮痛薬で癒せる痛みではなかったようです。

そばにいて、体をさする看護師の手の温もりが一番の薬でした」

末期がんにあって、すでに万事が耐え難い限界に達していたレイ子さんにとって、看護師の手の温もりは、病気が治るかもしれない、寿命が延びるかもしれないという一縷《いちる》の希望を与え、家族的な安らぎを与えて、生きる気力を維持させる源になっていたのでしょう。

正岡子規の痛みとレイ子さんの痛みの例でもわかるように、痛みには脊椎カリエスやがんにより生じる身体的な痛みと、レイ子さんのように孤独によって引き起こされる心の痛みの、2つがあることがわかります。痛みには、鎮痛薬が効く感覚的な側面と、鎮痛薬が効かない情動・感情的な側面があるのです。

子規ほどではなくとも、生まれてこの方だれもが痛みを経験します。痛みにさいなまれることが、病院を訪れ診察・治療を求める最も大きい動機だといわれています。そして、ほとんどの痛みは鎮痛薬を飲むことにより治まり、日常生活に戻ることができます。最近では、痛みの理解が進み、新しい治療法が開発され、痛みをコントロールできるようになってきています。ではこれから、痛覚のふしぎについてお話ししていきます。

1.2 痛みを理解するための基礎的知識

体性感覚が全身の感覚情報を集める

私たちは進化の過程で光、音、化学物質に対応する鋭敏な受容器である眼、耳、鼻、舌、皮膚を獲得しました。そして、さまざまな情報を並列して処理する脳を発達させてきました。古代ギリシャの哲学者アリストテレスは感覚を受容器と結びつけ、視覚、聴覚、味覚、嗅覚と触覚の5

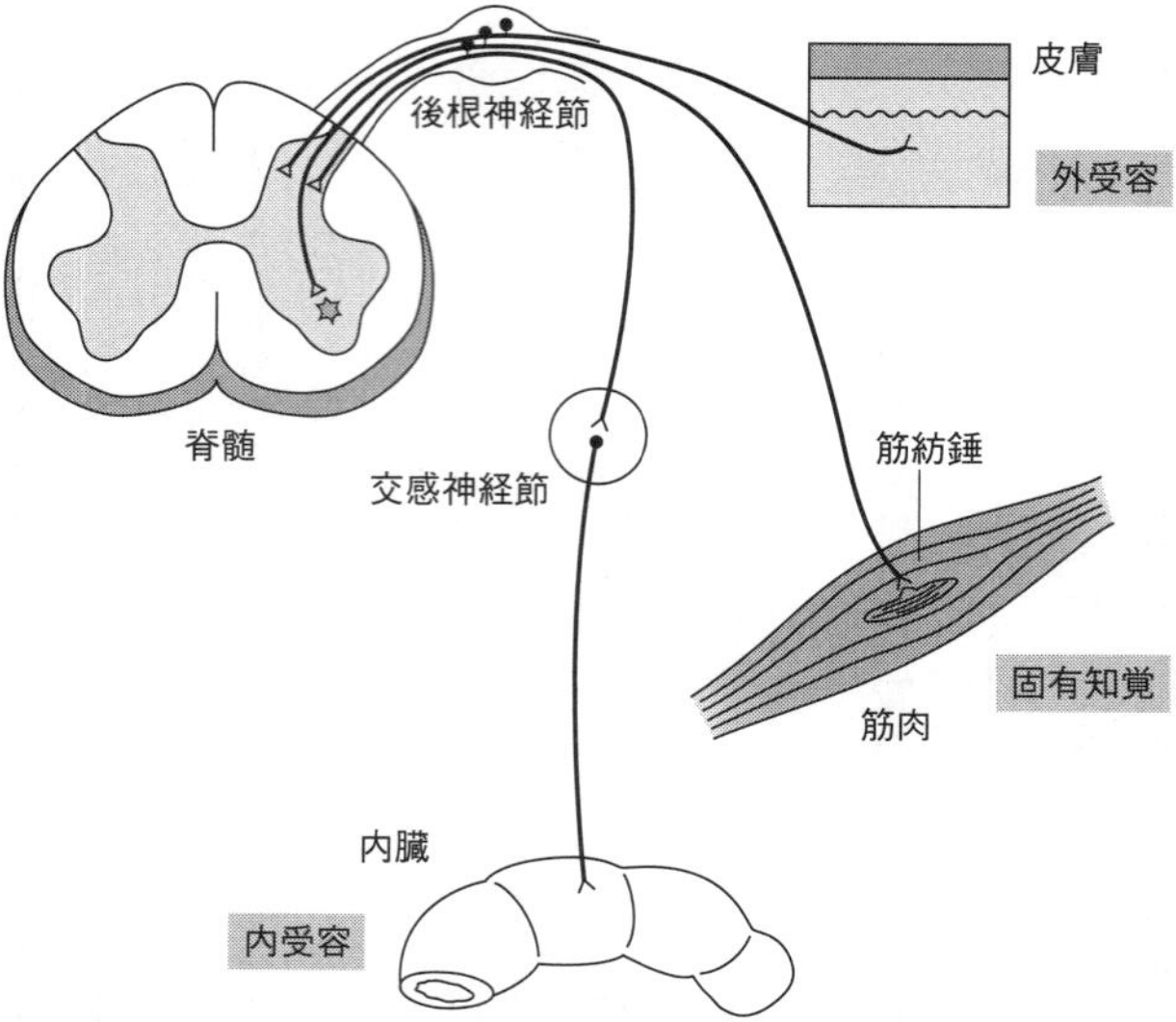

図1　皮膚、内臓、筋肉からの感覚情報を集める体性感覚
体性感覚には外受容、内受容、固有知覚があり、情報を伝える感覚神経は後根神経節ニューロンから出ます。（「カンデル神経科学」53-15より改変）

つに分けましたが、痛みは感覚の一種ではなく魂の苦悩と考えました。現在では、視覚、聴覚、味覚、嗅覚を除く、痛さ、温かさ、冷たさ、痒みなど皮膚、筋肉、内臓で生じる感覚は一括りにして体性感覚と呼ばれます。そしてさまざまな刺激に応答するために、これらの受容器は全身すべての部位に分布しています。

体性感覚は外受容、内受容、固有知覚の3つに分類されます（図1）。外受容は触刺激、圧刺激、温刺激、冷刺激など体の外から受ける感覚です。体に危害や障害を与えられる刺激で生じる痛みの感覚も含みます。内受容は内臓器官の機能や体の内部状態に関係する感覚で、その多くは意識されることはありません。運動した時の血中の酸素濃度やpHの変化を内受容器が感知して、発汗、脈拍、血圧や呼吸などを自律神経系によってコントロールしています。固有知覚は自分自身の四肢や頭部の位置、姿勢、筋肉の動きに関係する感覚です。眼をつむり、片足を上げた時にバランスをとるのに必要な感覚です。

皮膚や筋肉、内臓からの情報を集める感覚神経を出す神経細胞（ニューロン）は背骨の後ろ側の出口付近にある後根神経節《こうこんしんけいせつ》に存在します（図1）。後根神経節は聞きなれない言葉ですが、これからの説明でたびたび出てきますので覚えておいてください。内臓からの情報を脊髄《せきずい》に送る感覚神経は途中で交感神経節に枝を出し、内臓の動きや分泌を調節します。固有知覚の情報は脊髄の前方にある運動ニューロンに送られ、姿勢や筋肉の働きを調節しています。

手の指先の感覚は精緻で敏感ですが、足の指先の感覚は手の指先に比べ鈍感、背中はさらに鈍感です。弱く触れる刺激に応答する点が皮膚に分布していることが観察され、触点あるいは圧点と名づけられました（図2）。皮膚、筋肉、内臓いずれにもこれらの感覚を受容する受容器があります。

手と足の指先や背中の感じやすさの違いは触点、いいかえると触刺激に対する受容器の分布の密度の違いによるものといえます。密度が高い指先では2㎜間隔の刺激を区別することができま

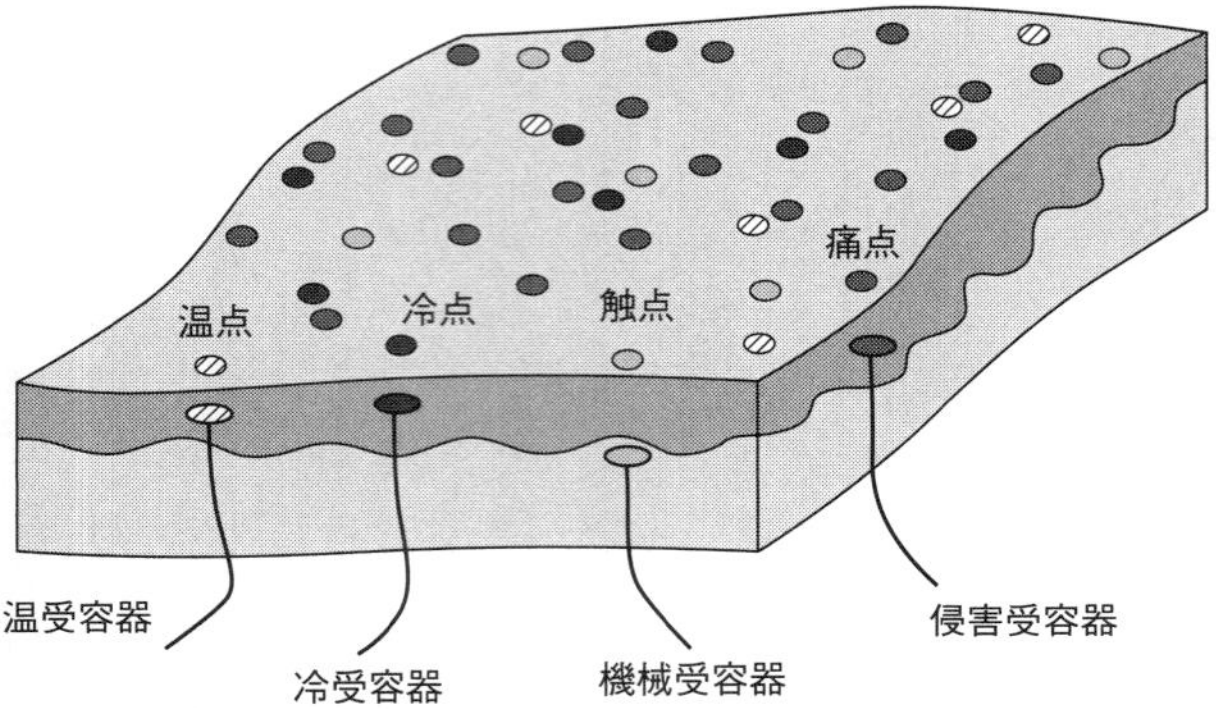

図2　前腕の皮膚感覚点と受容器の分布

すが、密度の低い背中では40㎜間隔で刺激してはじめて区別できます。だから、電車のドアなどにある点字の間隔は指先でなぞり点字を判別することができるのです。

わたしたちは温かさ、冷たさも皮膚で感じることができます。そして、皮膚を押さえる圧力を強めると痛みに変わることも知っています。痛みを引き起こす強い刺激は侵害刺激、受容器は侵害受容器と呼ばれます。細いピンの先を皮膚にあてると、圧を感じる圧点、冷たさを感じる冷点、温かさを感じる温点や痛さを感じる痛点が見つかります。全身でその点を丹念に測定すると圧点は50万個、冷点は25万個、温点は3万個、痛点は一番多くて200万個あると推定されています。これらの点が皮膚にパッチ状に分布しているので、皮膚にはこれらの刺激を区別する受容器があると考えられるようになりました。

わたしたちの体はいつも外部から刺激を受けています。例えば、動いている時に、肌着が皮膚とこすれますが触れているという感覚はありません。夏や冬に部屋から外に出てはじめて暑い、寒いと感じますが、冷暖房が効いて快適な部屋にいる時は温度を意識しません。皮膚の受容器は圧や温度の変化が起きると敏感に反応しますが、体に危害がないとわかると安心して脊髄に信号を送らなくなる性質を持っています。慣れるのです。

次は内受容の話です。喉元過ぎれば熱さを忘れるといわれるように、内臓で温度を感じることができる部位は限られています。内臓がある体の深部は体温が一定に保たれているので、熱を感じる受容器は必要がないのです。しかし、熱いお茶を飲む人は食道がんになる割合が高いことから、熱いものを食べると食道の細胞は少なからず痛めつけられていると考えられます。食べ過ぎて消化不良になった時に胃がもたれることがありますが、食後に内臓の動きを自覚することはほとんどありません。

手術で内臓を切っても焼いても痛みは感じません。ただし、腸閉塞で消化管がつまったり、腎結石で尿管がつまったりすると、危険を知らせるために激しい痛みが生じます。さらに内臓には、胃から出た胃酸が食道へ逆流することによる胸やけに反応する受容器や、心筋梗塞《しんきんこうそく》で血流が途切れた時に産生される化学物質に敏感に反応して、激しい痛みを引き起こす受容器が備わっています。

体性感覚の3番目の固有知覚はあまり聞きなれない言葉です。四肢の位置や筋肉の緊張度合いを感じる筋肉や腱の受容器からの情報で、自覚することはありません。姿勢が悪いとか背中が曲がっているといわれ、はじめて悪い姿勢に気がついてピーンと背筋をのばすことがあります。寝ている時は、自分の体重で床ずれをしないように無意識に寝返りをうっています。脳の指令で手足を動かしますが、激しい運動の後や捻挫、骨折をしてはじめて筋肉や関節に痛みが生じます。

ここまで、外受容、内受容、固有知覚と、体性感覚を見てきました。身体に危害が及ばない体性感覚の情報の多くは、受容器から脊髄に信号が送られなくなるか、無意識下で処理されています。脊髄は、伝えられた情報を、痛みとして脳に伝えるか伝えないかという門番の役割と、痛み以外の感覚情報を脳のどこに送るかというふりわけの役割をしているのです。

1回だけの痛みの役割は警告反応だ

私たちは日常痛みを感じますが、原因がなくなると痛みはすぐに消えてしまうものがほとんどで、健康で快適な生活を送っています。例えば、熱いものに触れた時や、押しピンの針を軽く踏んでしまった時、反射的に手をひっこめたり、足を上げたりして、損傷を受けることを未然に防いでいます。この反射を引き起こす痛みは鋭く、1回だけの一過性のもので、生存するのに重要な身体の防御機能を担っています。必要な場合には記憶され、痛みを起こさないように学習します。

痛みを考える場合には、やけどを起こす熱の侵害刺激、押しピンを踏む、物にぶつかる、包丁で指を切るなどの機械的な侵害刺激、心筋梗塞のように虚血《きょけつ》によって体内で産生される化学物質で引き起こされる化学的な侵害刺激があり、それぞれに反応する異なる侵害受容器が存在して、侵害刺激を区別しています。

痛みがどのように発生し、脳に伝えられ、認識されるかについて最初に記載したのはフランスの近代哲学の父デカルトです。デカルトは、塔の下でロープを引っ張ると鐘楼で鐘が鳴るように、片足を炎に近づけると、足の中の微粒子が活動して、脚や背中を経て頭で警報装置のようなものが働き出し、ヒトは痛みを感じると考えました（図3A）。実際、皮膚に加えられた侵害刺激は脊髄に伝えられ、緊急の場合には脊髄から直ちに筋肉に指令を出して危険から逃れたり、危険なものを除いたりします。同時に、どこで何が起こっているのかを知らせるために大脳に伝えられて、侵害情報が痛みと認識されます（図3B）。

体性感覚の情報を認識する大脳皮質の区域は体性感覚野《たいせいかんかくや》と呼ばれ、体表面からの入力が顔から足先まで整然と配置されています。前に述べたように、私たちの手の指先は、足の指と比べて、触覚の繊細な変化を感じることができます。カメラの画素数のように体の部位によって脳への情報量が大きく異なっています。実際、体性感覚野の表面に入ってくる情報量が多い口唇や手指先

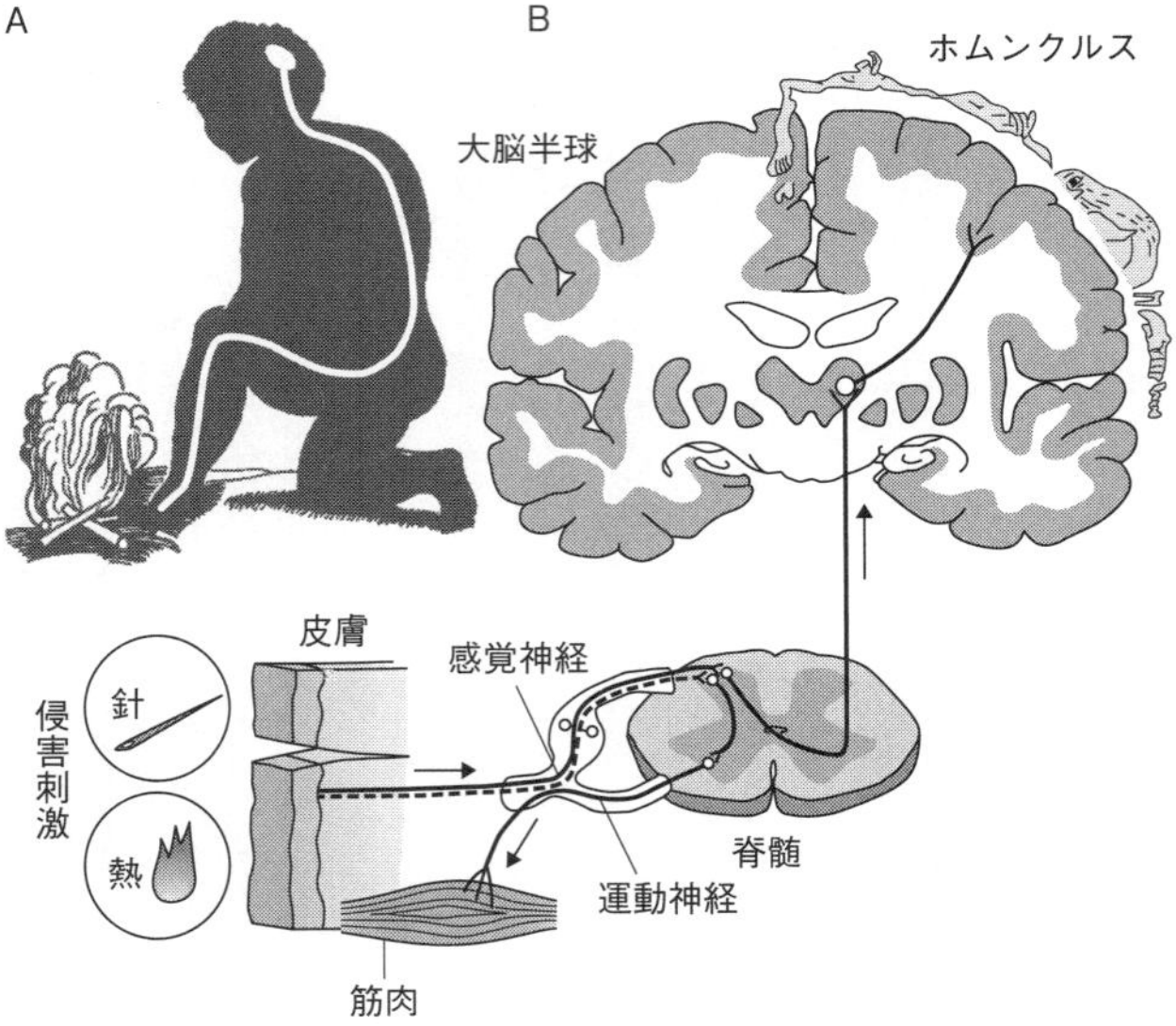

図3　侵害刺激に対する脊髄での反射と大脳皮質への痛みの伝達経路

A：デカルトが考えた痛覚路

B：痛覚伝達経路＝侵害情報は脊髄から視床を経て体性感覚野（大脳皮質の一部）に伝えられ、痛みとして知覚されます。体性感覚野にホムンクルス（脳の小人）を表示しています。脊髄は上下方向の水平断面、脳は中央付近の前後方向の垂直断面です。（Science 150:971-978、NatRN15 573-586より改変）

が大きく描かれた小人、印象的なホムンクルス（図3）を見たことがあるでしょう。

このホムンクルスの図を作成したのは脳神経外科医ペンフィールドです。彼は、てんかん患者の治療の前に開頭した大脳皮質を電気刺激して、大脳皮質上に体性感覚や手足の運動の誘発などに関係する部位を結びつけました。

ペンフィールドが発見した人の脳の働きの重要な発見の一つに、大脳の側面に弱い電気刺激を与えると過去の記憶が呼び起こされるということがあります。1975年にペンフィールドにより書かれた『脳と心の神秘』では、「我思う、ゆえに、我あり」の言葉で有名なデカルトと同様に、脳（物）と心は別という二元論を言葉を選びながら展開しています。デカルトは精神活動は身体活動から完全に独立していると考えました。しかし現在、多くの脳研究者は、心の活動、いいかえると情動や感情は脳の働きそのものであると考えています。最近、心の働きはよくわかってきているので、痛みにおける脳と心の関係は第3章で述べることにします。

慢性痛は、そもそもの役割が失われている

痛みは、痛みが続く期間で分類されます。警告反応のあと痛みがなくなる一過性の生理的な痛み、炎症反応や手術の後の痛みのように一定の期間で消失する急性痛、関節リウマチの痛みや帯《たい》状疱疹後神経痛《じょうほうしんごしんけいつう》のように3ヵ月以上続く慢性痛の3種類です。慢性痛では痛みが警告反応である

という役割は失われています。

まず、急性痛について少し見ていきましょう。転倒した時は、一過性の鋭い痛みのあと、皮膚が赤く腫れ、痛い部分が広がり、鈍い痛みが持続します。そして、強く打ったところを見るとその衝撃の強さでけがや内出血の度合い、経過が異なることは誰もが経験しているでしょう。

傷ついた組織や切れた血管から漏れ出た血液からはさまざまな物質が出てきます。これらの物質は痛みを伝える感覚神経の末端の侵害受容器に作用して痛みを起こします。血管が拡張して血流が増えることで、赤くなり、熱を帯び、血管から漏れ出た体液で組織が腫れることは炎症反応と呼ばれます。また、やけどのように限られた場所で急速に体液が漏れ出ると水疱ができます。

炎症反応で生じる物質が皮下で広がることにより炎症反応の部位が広がります。炎症部位では痛みに感じやすくなる痛覚過敏反応だけでなく、刺激がなくても鈍い痛みやズキズキする自発痛が生じます。子供の頃、歯痛でものが食べられなかったり、冷たいものを食べた時に歯にしみたりして、夜眠れなかった経験があると思います。また、足をくじいた後、歩く時に足に体重がかけられないだけでなく、夜にうずいて眠れなかった経験もあるでしょう。このように、なにげない日常生活の動作で痛さを感じるようになるのが痛覚過敏反応で、何も動作をしていない時に感じる痛みが自発痛です。

侵害情報は皮下の炎症部位から脊髄を通って大脳に伝えられ、痛みとして認識されます。すでに、脊髄は痛みの門番の役割があることをお話ししました。冒頭で紹介した子規の脊椎カリエスや背骨へのがん細胞の転移では、炎症反応や腫瘍による圧迫が脊椎で起こっています。脊髄の近くから洪水のように侵害情報が流れこみ、制御が不能になった脊髄から痛みの情報がそのまま大脳に伝えられると考えると、激しい痛みの理由を理解することができます。痛みの原因である脊椎カリエスを治さない限り、激しい痛みはなくなりません。子規は亡くなるまで、四六時中、激痛に苦しめられたことになります。

痛みは頭痛、四十肩、腰痛、関節痛、神経痛、筋肉痛といったように痛みのある部位・感じ方によってさまざまな呼び名があります。これらは体性痛と呼ばれます。体の痛い部位は違っても、図2のような皮下の侵害受容器が活性化され、感覚神経を通って脊髄に伝えられ、大脳皮質で痛さを感じる仕組みは同じです。歯痛や頭痛は舌や顔面の知覚を担う三叉《さんさ》神経を介して脊髄のすぐ上にある延髄を経て大脳皮質に伝えられます。顔、胸部や下肢を支配するよく知られている神経では、三叉神経痛、肋間《ろっかん》神経痛や坐骨《ざこつ》神経痛という呼び方もよく用いられます。

慢性腰痛は大脳の記憶が原因だった

日本人で一番多い痛みは腰痛です。4人に1人が経験し、その半数以上が3ヵ月以上の腰痛、慢性腰痛に悩まされています。慢性腰痛の患者は、病院で検査をしても原因がわからない、治療しても治らないので、腰痛が再発するかもしれないという不安を抱えて日常生活を送っています。まずは、重いものを持ち上げた時に激痛が走る急性腰痛（ギックリ腰）がどのように起こるか説明します。

二足歩行するヒトは、動作を始める前から、体重の60％にもなる重い頭と上半身を腰部で支えています。したがって、重いものを持ち上げるだけでなく、腰をひねったり、くしゃみをしたり、洗面台の前で少し前かがみになったりするだけでも、突然腰に激痛が走り動けなくなる場合があります。

急性腰痛を引き起こす原因はさまざまです。私にも急性腰痛の経験が2回ありますが、最初に激痛が走った直後は、寝た位置から椅子を頼って立ち上がるだけで30分以上かかりました。痛くて体位すら変えることができませんでした。2～3日で徐々に痛みが和らぎ、1週間ほどで痛みがなくなり、日常生活に戻ることができました。2回目は同じような激痛が走った直後に、痛みの治療を専門とするペインクリニックを受診しました。神経ブロック処置を受けると病院を出る時にはうそのように痛みがなくなり、日常生活に戻ることができました。前回の急性腰痛の経過を記憶していたので、1週間得をした気分になりました。それ以降は、定期的に適度な運動をすることにより腰痛が起きなくなりました。

朝起きた時に軽い腰痛がある場合には、膝の下にクッションを入れて寝ている時の腰の負担を

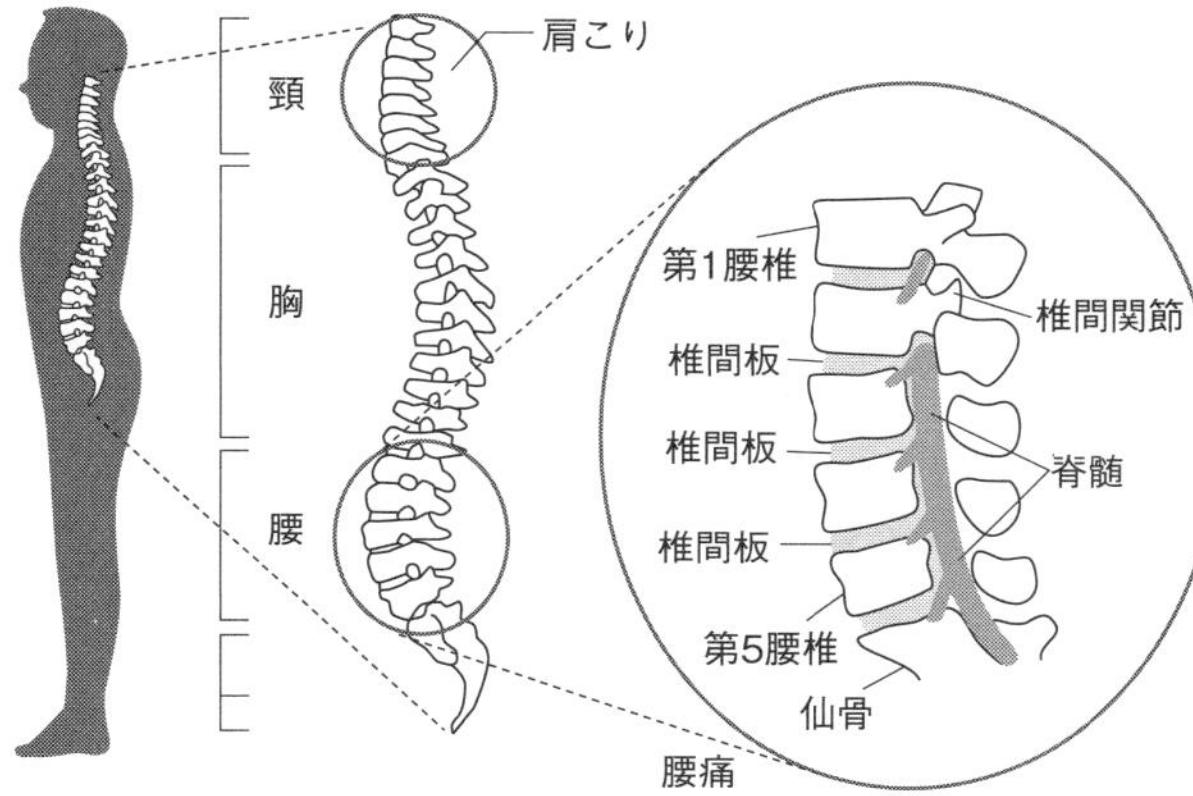

図4 脊椎の構造と腰部の拡大図
(「運送業務で働く人のための腰痛予防のポイントとエクササイズ」より改変)

軽減するといいでしょう。急性腰痛は目に見えないちょっとした神経の圧迫・断裂や炎症反応、あるいはそれまでに蓄積した疲労で起きるので、画像検査をしても明らかな異常が確認されないかもしれません。

最近では、腰痛を専門とする医師が診察するとその8割は腰痛の原因部位がわかり、治療可能なものが少なくないという朗報があります。急性腰痛の経過は良好で、痛みも多くの場合長くても1ヵ月で治まりますので、再発しても深刻になることはありません。

図4のようにヒトは24個の椎骨《ついこつ》と仙骨《せんこつ》、尾骨《びこつ》からなる背骨（脊柱）で二足歩行をしています。背骨の中には首から腰まで続く脊柱管《せきちゅうかん》と呼ばれる空洞の中に手足の侵害情報を脳に伝える脊髄が通っています。

腰の骨は5つの椎骨からなり、椎骨の前部の間には背骨に加わる衝撃を和らげるクッションの役割をする椎間板《ついかんばん》があります。椎間板が後ろ側にとびだして神経を圧迫して起きる痛みが椎間板ヘルニアです。椎骨の後部には上下の椎骨をつなぐ椎間関節があり、脊髄に出入りする神経は椎間関節でできる空間を通っています。脊髄の後方から入る感覚神経と前方から出る運動神経が合わさり、下肢から足を支配する神経が坐骨神経です。坐骨神経が圧迫されるのが坐骨神経痛で、神経にそって足にビリッと電気が走ることがあります。背骨と頭蓋骨で保護されている脊髄と脳は中枢神経、坐骨神経のように背骨から出た神経は末梢神経《まっしょうしんけい》と呼ばれます。

椎骨にくっついている筋肉が背筋で、腹筋とで体を支え、これらの筋肉が背骨を前後左右に動かすことでさまざまな動作をすることができます。腰痛の時は腰部が動かないようにコルセットをつけると痛みが和らぎます。痛くない時にも用心のためにコルセットをはめたくなりますが、コルセットをはずして、腹筋や背筋を強くするほうが腰痛の防止になります。

脊髄の通り道が狭くなる脊柱管《せきちゅうかん》狭窄《きょうさく》症《しょう》や椎骨が圧迫骨折する骨粗鬆症《こつそしょうしょう》でも強い腰痛が起きます。つまり、脊柱管狭窄症は加齢に伴って、背骨が変形したり、椎間板がふくらんだり、骨と骨をつなぐ靱帯が厚くなって脊髄の通り道の脊柱管が狭くなり、脊髄が圧迫されることにより腰痛や脚のしびれが出る病気です。一方、圧迫骨折は骨粗鬆症でもろくなった椎骨が、咳、くしゃみやしりもちなどで力が加わって押しつぶされることにより起こります。子規の結核性脊椎炎（脊椎カリエス）や脊椎へ転移したがんなど重大な病気で腰痛が引き起こされる場合もあります。

しかし、痛みが起こってから3ヵ月以上にわたって続く慢性腰痛の多くは検査をしても原因がわからないとされています。一度急性腰痛になるとまた再発するのではないかと不安になり、また腰が痛いからといって体を動かさないでいると、かえって腰痛が悪化しやすくなります。慢性腰痛の場合には、再発に対する不安を解消することや、腰に負担の少ない姿勢や動作を身につけて生活習慣を改善するだけで、50％以上の患者の慢性腰痛が解消して、痛みのない日常生活が送れることがわかってきています。

重い荷物を持ち上げ運ぶ仕事や介護に携わる人が腰痛に悩まされることが多いのは容易に理解できますが、最近の脳の研究で、検査で異常が見つからない慢性腰痛は、腰痛が再発するのではないかという不安や、家族や職場の人間関係、仕事の内容に対する不満からくるストレスなど、心の問題が関わっていることがわかってきています。慢性腰痛は二足歩行の宿命ではなく、脳が原因である場合が少なくありません。慢性腰痛に対する誤った考え方を修正し、日常動作で腰痛が生じないことを確かめる認知行動療法が慢性腰痛の治療に取り入れられつつあります。

肩こりは腰痛と同じ骨、筋肉、血管、神経による痛み

日本人に多い体の悩みは腰痛と肩こりで、女性では肩こりが一番の悩みです。ボウリングのボ

ールのように重い頭や上肢を支え動かすのが首と肩です。首には7つの椎骨からなる頸椎《けいつい》があり、第1頸椎と第2頸椎は環椎《かんつい》、軸椎《じくつい》とも呼ばれ、首が回るように骨の形が変化しています（図4）。軸椎は火葬の時に拾う喉仏です。

肩甲骨と鎖骨と頸椎の間の筋肉で腕や手を吊り下げ、動かしています。首の付け根から肩甲骨を覆っている表面にある一番大きな筋肉は僧帽筋《そうぼうきん》です。筋肉の中には血管や神経が走っています。机の前で同じ姿勢を長く取り続けたり、ストレスを加えたりすると僧帽筋をはじめとして肩の筋肉が引っ張られた状態が続き、血液の流れが悪くなり、老廃物の流れが悪くなります。さらに神経が圧迫され、肩がこわばったり、不快感や痛みが生じる、いわゆる肩こり状態になります。一般的に女性のほうが筋肉量が少ないために、肩が張った状態になりやすく、基礎代謝による熱の発生が少ないことが、女性に肩こりが多い要因と考えられています。頸椎のヘルニアや変形、肩関節に異常がなければ、肩こりも腰痛と同じ要因が関わっているので、首を上げたり、時々休憩したり、運動するなど日常生活を改善することでよくなります。

加齢で増加する帯状疱疹後神経痛

急性痛や慢性痛の治療方針を立てるために、痛みは侵害受容性疼痛《とうつう》と神経障害性疼痛に大別されます。この2つは、原因、症状や消炎鎮痛薬の効果があるかないかで区別されていますが、この区別は痛みが生じるメカニズムを理解する上でも大切です。

侵害受容性疼痛には、やけど、切り傷や痛みを伴う発疹による帯状疱疹など炎症反応に伴う炎症性疼痛、手術の後の術後痛や腫瘍が組織を圧迫して生じるがん性疼痛があります。急性腰痛の多くも侵害受容性疼痛に入ります。一方、神経障害性疼痛には、けがによる神経の損傷、脊髄損傷、脳梗塞や脳出血などの脳血管障害後に生じる痛み、帯状疱疹後神経痛など神経が関係する痛みがあり、侵害受容性疼痛と区別されています。炎症性疼痛は炎症が治まり、傷が治ることで自然に治癒します。一方、神経障害性疼痛は原因が多彩かつ複雑で、難治性になることも少なくありません。


神経障害性疼痛の代表として帯状疱疹後神経痛についてお話ししましょう。

帯状疱疹を引き起こすウイルスは、子供の時にかかった水痘（水ぼうそう）のウイルスです。このウイルスは図1の後根神経節、顔や頭を支配する三叉神経節に何十年も潜んでいて、過労、ストレスや加齢により体の抵抗力が落ちた弱みに付け込んで活動を再開します。図5に示すように、50歳を境にして年齢とともに帯状疱疹の発症率は年間1000人あたり2人から7・84人へと増加しています。男女の差はありません。

帯状疱疹は神経にそって主に顔面や胸部の片側に肋間神経の走行に一致して帯状に赤い発疹と小水疱が出現して、炎症と激しい痛みが伴います。発疹の部位は軽く圧迫するだけで痛みを感じ

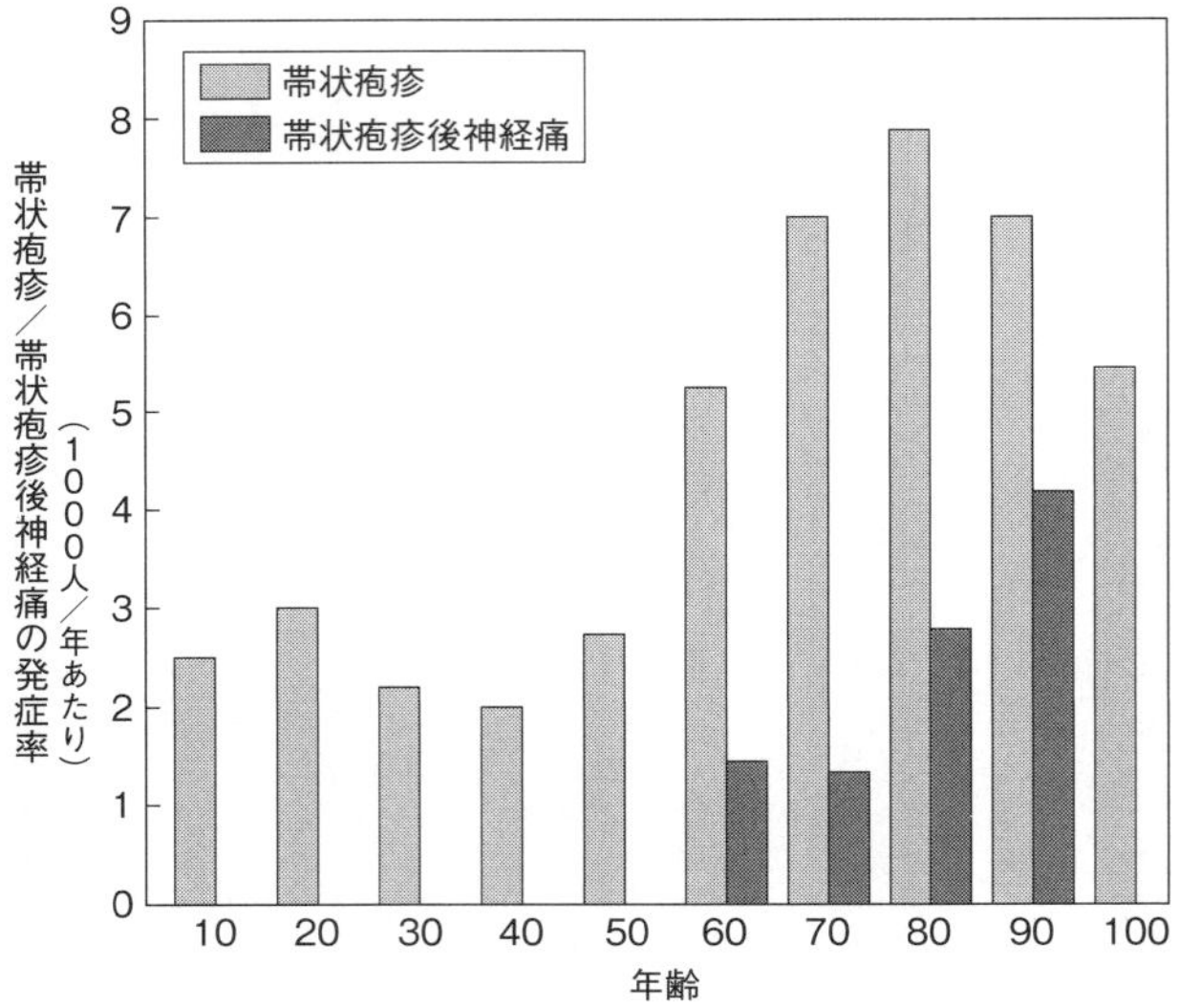

図5　帯状疱疹と帯状疱疹後神経痛の年齢別発症率
(Journal of Medical Virology 81:2053-2058より改変)

る痛覚過敏になります。帯状疱疹が出ている時に痛いのは当然ですが、発疹が治ってきれいな皮膚に戻った後も長期間ひりひりする、ちかちかする、焼けるような痛みが残る人が10～15％います。帯状疱疹後3ヵ月以上続く痛みは帯状疱疹後神経痛と呼ばれ、年齢とともに増加します（図5）。

帯状疱疹ウイルスは長年潜伏していた後根神経節のニューロンから感覚神経にそって皮膚に到達して発疹を作ります。そのため、皮膚に発疹が出始めた時に抗ウイルス薬を投与すると、帯状疱疹が治療できるだけでなく、ウイルスが皮膚まで通ってきた神経の損傷が抑えられて帯状疱疹後神経痛の発症を防止したり、その期間を短くしたりすることが期待できます。反対に、帯状疱疹が出始めた時に適切に治療しないと、皮下の神経線維の損傷がひどくなります。健康な人の皮膚をそっとなでると、こそばゆさを感じますが痛さは感じません。一方、帯状疱疹後神経痛では、肌着が触れることでも強い痛みが生じるようになります。このような本来痛みを生じない触れる程度の刺激で生じる痛みを「異痛症《いつうしょう》（アロディニア）」と呼びます。帯状疱疹で発疹による初期の痛みは炎症に伴う侵害受容性疼痛で、帯状疱疹後神経痛はその名のとおり神経障害性疼痛の要素が大きくなり、難治性になります。

急性腹痛の多くは原因がわからない

これまで述べてきた皮膚や筋肉での痛みは体性痛と呼ばれるのに対し、内臓と内臓を包む膜が刺激されて生ずる痛みは内臓痛と呼ばれます。また、内臓に痛みの原因があって内臓から離れた皮膚に生じる痛みは関連痛と呼ばれます。例えば、狭心症の患者では前胸部だけでなく左腕に痛みや痺れが生じます。急性虫垂炎の初期ではみぞおちに鈍い痛みの関連痛が生じます。急性虫垂炎では、次第に虫垂の炎症に伴う内臓痛や虫垂を包む腹膜に痛みが生じて、痛みが虫垂のある右下腹部に移動します。

内臓には位置や動きを知覚する感覚経路がなく、腸が動いていることも感じません。内臓痛は体性痛と異なり、広範で限局しないという特徴を持っています。これが腹痛です。脂汗が出たり、血圧が変動したり、吐き気を催したりと自律神経の反射が伴うこともあります。突発的な腹痛は子供から老人まであまねく見られます。便やガスがたまって大腸が拡張したり、腸が激しく動くことにより生じる腹痛は多くの場合、排便により治ります。一方、がんや胆石のように外科的処置が必要となる場合もありますが、腹痛の原因の多くは不明です。

原因不明の急性腹痛の患者を、痛みが持続する期間を2週間以内、2週間から3ヵ月、3ヵ月以上にわけて調べると、2週間以内の患者の90%はその原因が明らかになりました。それに対して、2週間から3ヵ月、3ヵ月以上続く患者では、明らかになったのが33%、12%と、ほとんど原因がわからなかったという報告があります。腹痛が長期間持続する患者では、検査をしても異常が見つからず、消化管の運動機能異常として過敏性腸症候群、機能性胃腸症と呼ばれます。ストレスなどが痛みの原因になっている場合も少なくありません。

炎症がない胃や腸を切除する時も、電磁波で加熱してがん組織を死滅させる時も痛みを感じません。しかし、強く収縮したり結石や通過障害により管腔《かんくう》が強く押し広げられたりすると急激に痛みが生じます。しかもその痛みは非常に強いものがあります。

お産の時の痛みは子宮頸や膣の拡張による痛みで、陣痛や出産後に子宮が元の大きさに戻ろうとする時に生じる後陣痛の痛みは、虚血による痛みと考えられます。虫垂は小腸から大腸に移る部分である盲腸の先端から虫のように飛び出た突起で、よく炎症を起こします。盲腸炎とも呼ばれる急性虫垂炎は、運よく自然に炎症が治まることもありますが、多くの場合は手術をして原因を除かないと、破裂して腹膜炎を起こして大変なことになります。

皮膚と異なり、危険から逃れられない、危険物を自分の手足で除けない内臓にとって、原因がなくならない限り痛みの警告を出し続ける内臓痛は、命を守る重要なシグナルなのです。

1.3 痛みを認識する大脳

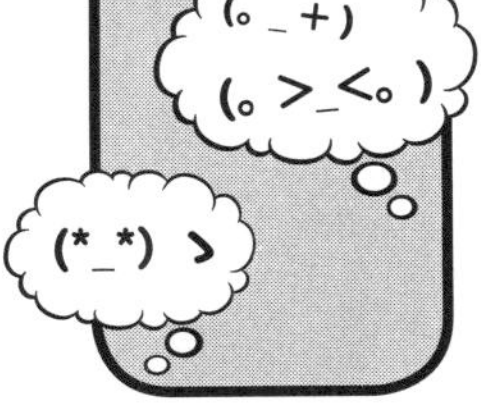

がん末期の痛みや慢性腰痛で脳の感情部分が重要な役割をしていることをお話ししました。今日では侵害刺激が脳に伝わらなければ痛みが起きないことは自明ですが、それが明らかとなったのは、19世紀中頃、ボストンでの麻酔の発見によるものです。ハーバード大学の高名な外科の教授ですら麻酔が登場する現場に立ち会うまでは、手術と苦痛は分離できないと固く信じていまし

A　　B

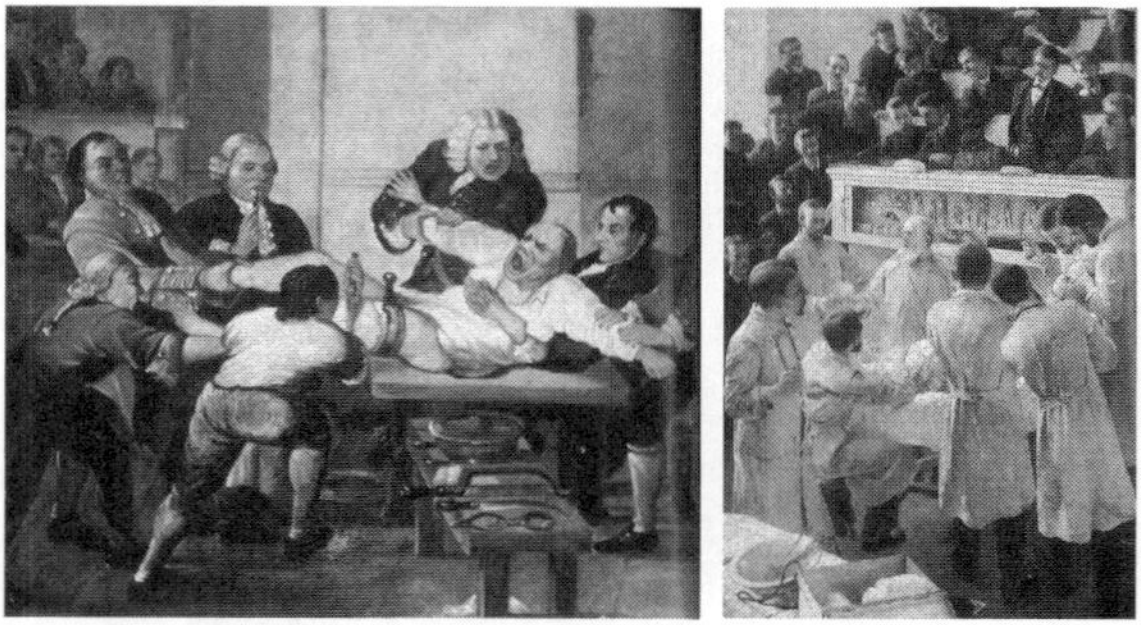

図6　**手術場風景　1750年頃のロンドン聖トーマス病院（A）と1890年頃のオーストリア・ウイーン総合病院（B）**

A：18世紀中頃は、非常に有名な聖トーマス病院でも泣き叫ぶ患者を押さえつけて下肢を切断していました。

B：1870年代にはマスクを通す吸入麻酔が一般的となり、胃がん摘出術で有名なビルロート教授が麻酔下で手術をしています。感染を防止するために清潔の重要性が認識され、手術着を着用しています。

(Murken AH. Pain as man's constant companion, from birth to death. In Studies of history of medicine, art and literature. Issue 49, 2004より改変)

た。これから、人類に恩恵をもたらした麻酔の発見の話をしましょう。

大きな期待が寄せられた麻酔の発見

図6Aは1750年頃のロンドンの有名な聖トーマス病院での脚の切断術の様子を描いています。聖トーマス病院にはナイチンゲールが開校した看護学校、ナイチンゲール博物館があります。

病院の階段講堂で、患者は麻酔を施されず、泣き叫びながら、手術助手により脚を切断されようとしています。患者は押さえつけられ、脚の切断という手術による激痛と恐怖から逃れることはできませんでした。ところで、町中で見かける理髪店の赤、青、白の円柱形の看板は理髪師が外科医をかねていた名残なのです。

1846年、エーテルを用いた麻酔で、首にできた腫瘍を取り除く手術と、原因不明の脊髄の病気に対して、想像するだけで身の毛もよだつ白熱した焼きごてによる焼灼手術を、無痛で行うことにボストンではじめて成功しました。数千年にわたる、最も恐ろしい手術に伴う苦痛が克服された瞬間でした。この画期的な麻酔は直ちにヨーロッパに伝わり、イギリスのエジンバラでは、エーテル麻酔の成功から1年も経たないうちに、エーテルの代わりにクロロホルムによる無痛分娩に成功しました。手術に伴う患者の想像を絶する痛み、苦しみに直面する外科医やお産、なかでも難産に立ち会う産婦人科医が、麻酔にいかに大きな期待を寄せていたかおわかりでしょう。

現在では、無痛分娩は腰部の脊柱管の脊髄を取り巻く硬膜外に麻酔薬を入れるので、出産時も妊婦の意識ははっきりしています。麻酔からわかることは侵害刺激が脳に伝わらなければ痛みを感じないということです。痛みでは、受容器がある皮膚、筋肉や内臓、そこからの侵害情報を中継する脊髄、侵害情報を痛みと認識する大脳が重要な部位なのです。

日本では今でも「お産はお腹を痛めて産むもの」という考えが根強くありますが、19世紀半ばのイギリスでも、〝産む苦しみ〟をなくす無痛分娩は神の意に反するとして激しい論争を巻き起こしました。ところが、1853年4月にビクトリア女王の第8子レオポルドの出産に無痛分娩が用いられたことで、一夜のうちに論争はなくなってしまったのです。

図6Bは19世紀後半の、胃がんの手術で有名なウイーン総合病院での手術風景です。患者の姿は見えませんが、清潔な白衣を着た熟練した外科の教授の執刀により、麻酔下に穏やかに手術を受けているように見えます。日本では、欧米での麻酔発見の40年以上前の1804年11月14日、華岡青洲《はなおかせいしゅう》が全身麻酔下で乳がんの摘出手術を実施しています。鎖国だった江戸時代は、オランダを通じて蘭学として西洋医学を学んでいましたが、麻酔の成功は日本のほうが早かったのです。現在では、麻酔下で手術が行われるのがあたりまえになっていますが、長い人類の歴史の中で、無痛で手術が行われるようになったのはたかだか200年に過ぎません。

手術後の痛みの経過

手術という治療の過程で組織が激しく傷つけられているにもかかわらず、麻酔により脊髄から大脳に侵害情報が伝えられないため痛みは生じないことをお話ししました。実際、麻酔が覚めたあと、手術の傷口からの侵害情報が脳に伝えられると、耐えられない痛みがあらわれます。術後痛です。図7は整形外科で手足の手術をした老若男女12人の患者の手術後の痛みの強さの推移を示しています。痛みの強さは図7Aの顔の表情0から10の11段階で、0は痛みが全くない状態、

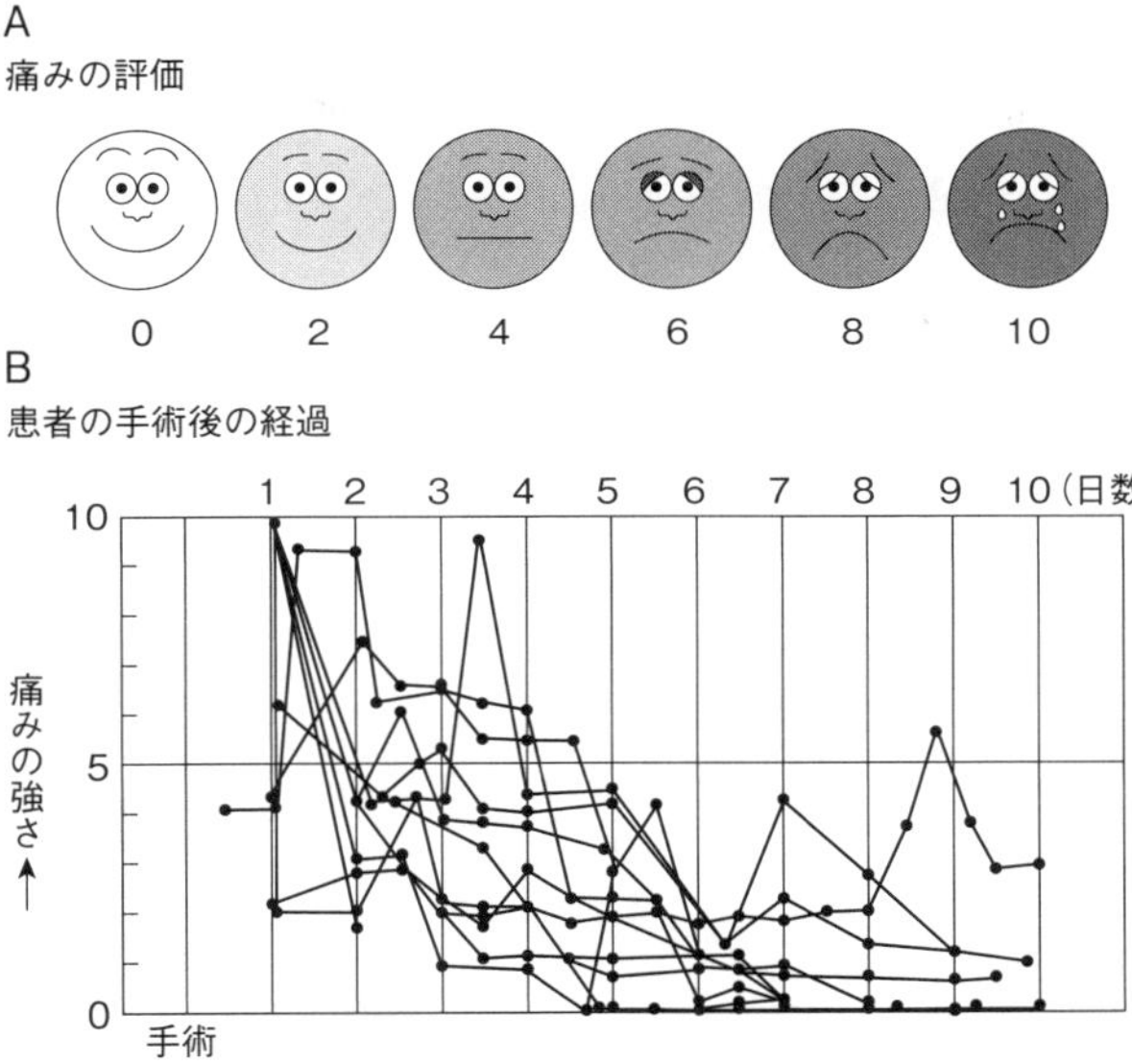

図7　A：数値的評価スケールによる痛みの評価
B：整形外科で四肢の手術をした後の術後日数と痛みの強さの推移
（「痛みの科学」より改変）

10は耐え難い痛みの状態になります。子規の痛みは当然10になるでしょう。図7Bの縦軸は患者が感じる痛みの強さを表しています。横軸は手術後の日数を表しています。男女、子供から老人まで年齢に関係なく、手術直後が最も痛く4日目で痛みは半減します。そして傷口が癒え、痛みが治まり、7日から10日で退院という同じ経過をたどります。清潔な状態で行われる現在の手術では、手術の部位に感染が起きることはなく、炎症反応が治まるとともに痛みはなくなります。患者が同じような手術後の治癒過程を経ることから、大学病院をはじめとする大きな病院が手術を中心とする急性期病院、地域の中核病院として機能を果たすことが可能になっています。

麻酔が覚めた後の痛みに対しては、患者が痛いと感じた時に、自分で麻薬や局所麻酔薬を安全量の範囲内で注入できるポンプをつけて痛みを和らげる手法もとられています。従来の開胸手術、開腹手術では、傷口が癒えた後、開胸時、開腹時の目に見えない神経の切断、本来離れている組織間の癒着など手術の後遺症が残り、慢性痛で悩まされる患者も少なくありません。

腹腔鏡で胆のうを摘出する手術は20年以上前に始まっていますが、通常のお腹を開けて胆のうを取り出す手術1〜2日後の痛みの値は図7と同じように10でしたが、腹腔鏡による手術では、1〜2日後は2以下で3日目には痛みがなくなったと報告されています。その後、手術後の痛みを軽減するために、内視鏡、胸腔鏡、腹腔鏡で行う手術が一般的になり、さらに、最近はダヴィンチという手術支援ロボット（図8）による、患者の身体への影響を減らした低侵襲《ていしんしゅう》手術が多くなっています。手術を行う執刀医は、図6Bのように患者の横でメスをふるうのではなく、ロボットの操作画面に向かってロボットのアームを操作して手術を行っています。手術台の横に手術助手がつき、手術をサポートしています。手術は本当に様変わりしました。医療現場では、患者の手術のストレスや負担を軽くするために、痛みを克服する戦いは今も続いています。

A

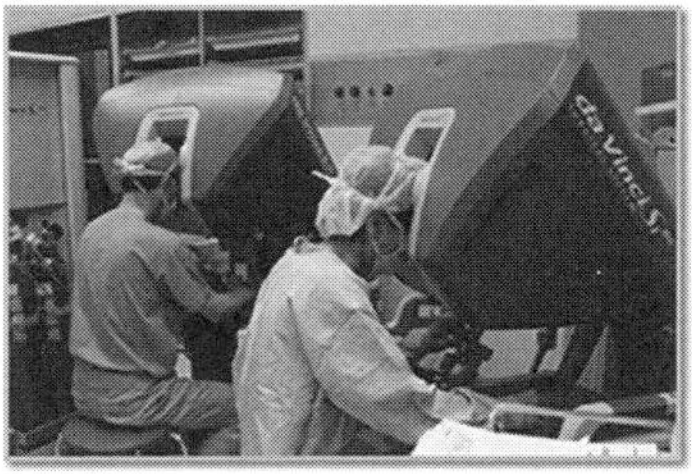

B

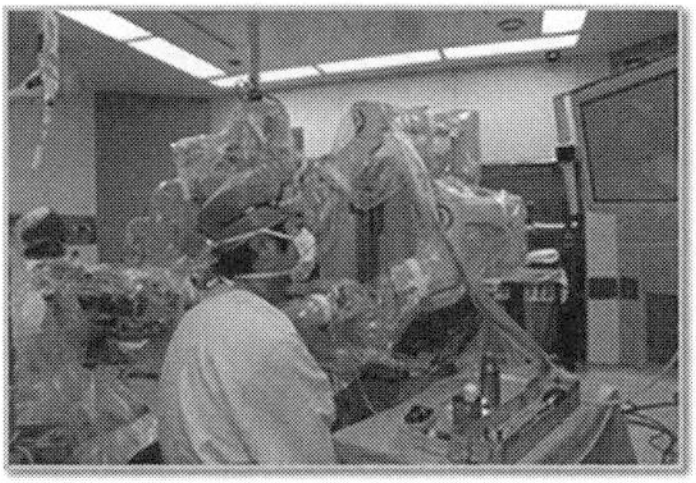

図8　手術支援ロボット　ダヴィンチ

A：手術者は操作装置の画面でロボットのアームを動かして手術を行います。

B：手術者の操作に連動してロボットアームが動き手術が行われます。助手が支援のため手術台の横にいます。

（関西医科大学腎泌尿器外科学講座のHPより）

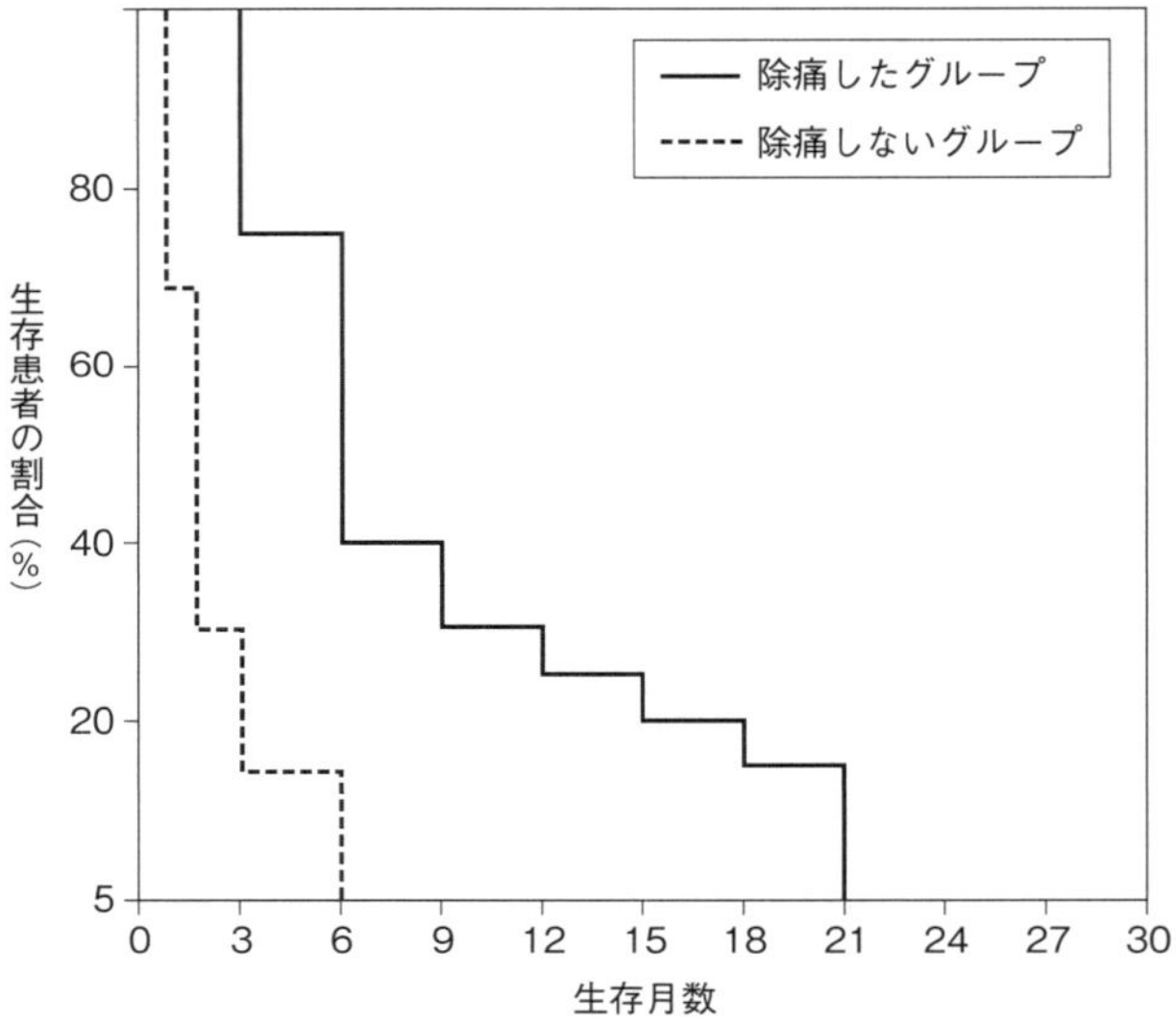

図9　膵臓がん患者の除痛による延命効果

（Ann Surg 217:447-455より改変）

図9では、手術ができない膵臓がんの患者で痛みをなくすことにより、寿命が延びたことが示されています。50%アルコールを注入して内臓神経を化学的に切除されて痛みを感じなくなった患者は最長21ヵ月生存したのに対し、神経を切除されなかった患者は6ヵ月以内に亡くなったと報告されています。痛みを和らげることは患者の生命を延ばす上でも重要な役割をしています。

がんの告知を受けた直後の患者さんは「そんなはずはない、何かの間違いだろう」と現状を受け入れられずに、不安や抑うつ気分、不眠といったさまざまな精神症状が現れます。転移がある肺がんの患者で、初期から緩和ケアを行った方のグループと標準の緩和ケアを行った方のグループで寿命を比べた研究があります。この研究でも、がんの告知の初期から痛みをコントロールしたグループのほうが、抑うつ症状が少なく、生活の質が良好で、寿命が長かったという結果が出ています。脳は痛みを認識するだけでなく、さまざまな精神状態に影響し、がん患者では痛みを適切に管理することは生活の質を向上させ、生きる気力を維持することにつながるのです。

1.4 痛みは主観——痛みは測れない

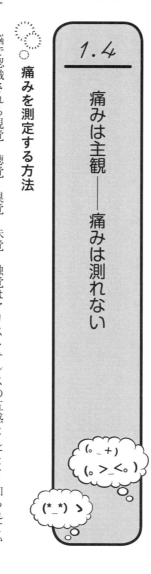

痛みを測定する方法

脳で認識される視覚・聴覚・嗅覚・味覚・触覚はアリストテレスの五感としてよく知られています。美術館での絵画鑑賞、コンサートでの音楽鑑賞やレストランでの食事はグループで楽しむことができます。タバコの臭いや焦げ臭さ、服の肌触り、眼の不自由な人の点字は誰もが感じることができます。しかし、痛みは感覚を共有できません。「あなたは痛がりやね」という言葉のように、痛みの感じ方は一人ひとり違い、「我慢できるのは他人の痛みだけ」ということになります。男性はお産の苦しみを想像できても経験することはできません。したがって、無痛分娩に反対するのは男性が多いという結果になります。

患者の痛みを共有できないのは医師も同じです。診察で、痛みの部位、強さ、方向、持続時間や痛みの性質など患者の痛みの訴えを正確に聞き取ることは、痛みの原因を突き止め、治療するために重要です。しかし、痛みを客観的あるいは定量的に評価することは、いまもってできていません。患者の痛みの強さは図7Aに示す11段階で測る数値的評価スケール、長さ100㎜の線を引いた細長い紙で痛みの程度を測る視覚的アナログ目盛法や質問表による心理的な評価など、主観的な評価方法に頼っているのが現状です。

痛みの評価に主観的な評価法を用いる理由の一つは、子規の『病牀苦語』でもわかるように、身体的、精神的状態が変化すると痛みの感じ方が変化することです。2つ目は、患者の年齢、性格、文化的背景などにより痛みの感受性が異なることです。3つ目はこれまでの痛みの体験や患者が受けてきた治療によっても、痛みの捉え方が人により異なることです。患者間での客観的な評価はできませんが、図7のように同じ患者の痛みの経時的変化を評価し治療効果の判定に用いることはできます。

これまで痛みの意義や分類について説明してきました。侵害刺激により生じる生理的な痛みは生体にとって警告反応です。手術後は、これまで述べたような経過で痛みが推移していきます。痛みの感じ方は個人差が大きいですが、痛みの原因がなくなることにより痛みもなくなります。一方、慢性痛では、痛みの原因がわからないことが多く、同じ侵害刺激を受けてもこれまでの体験、気分、不安などの感情により影響されるのです。

慢性痛は個人に合った全人的治療を

痛みは慢性化すると、身体機能の低下だけでなく、情動的な要因が複雑に関与して、痛みを長引かせることになります。痛みが長く持続し、抑うつなどの心因的症状や仕事を休むといった社会的要因が加わるとさらに痛みを増悪させ、長引かせ、痛みの病態はより複雑になります。痛みの分類では、侵害受容性疼痛、神経障害性疼痛に対して、検査で異常が見つからずストレスなど心理的な側面が関与することから心因性疼痛と呼ばれることもありました。しかし、心因性の意味は、慢性痛の原因が身体にはなく、心にあるという意味で、「痛がりやね」と通ずるものがあります。ところが、心因性疼痛という言葉は患者に「精神的に弱い人」「痛みに逃げている人」というレッテルを貼り、患者を追い詰める響きがあるため、現在ではあまり使われていません。

心療内科では慢性痛を心身症と同一のものと考え、「慢性痛を伴う疾患でその発症や経過に心

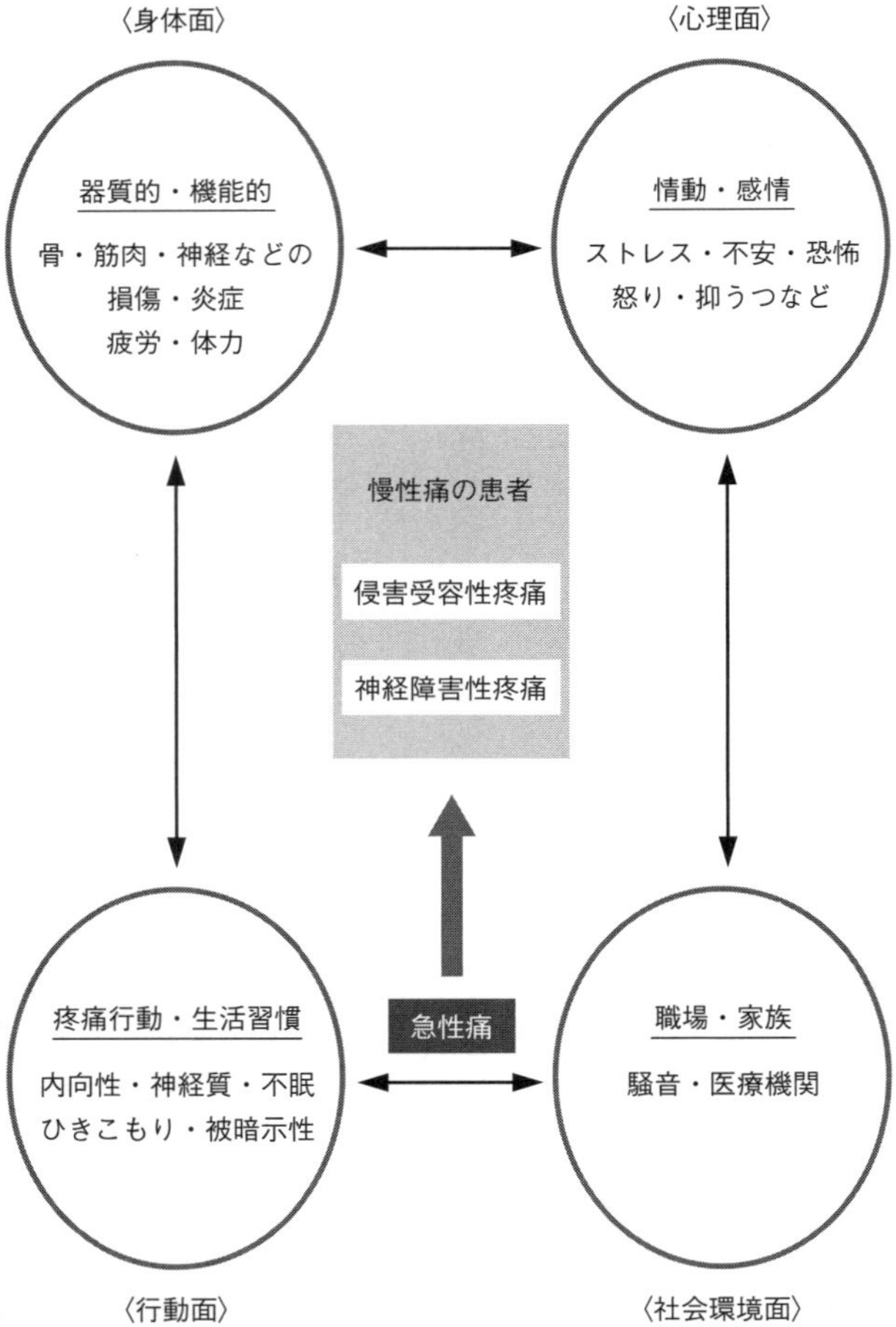

図10 慢性痛患者がかかえるさまざまな側面

理社会的因子が密接に関与し、器官が変形するまでになった器質的障害ないし機能的障害が認められる病態」と位置づけています。図10に示すように、長期間にわたる痛み、繰り返し反復する痛みは、

①慢性痛のために、筋緊張や血行障害が起こり、疲労が蓄積し、さらに睡眠不足などで痛みが増強する悪循環がつくられる
②神経質や内向き志向で活動や行動が制限され、生活の質が低下する
③抑うつ、不安や怒りなどの心理的反応を引き起こす
④このような要因が重なり、職場や家族との間でストレスが生まれる
⑤身体要因の存在が見つからない、診断治療が進まないため、医師や医療機関に不信を抱く

などさまざまな変化を引き起こします。

慢性痛には身体的、心理的、行動的、社会的な要因が密接に複雑に関与しますが、その関わり方は個人差があります。そのため、各要因の関係を明らかにして、慢性痛の症状を治療することから、慢性痛を持った患者を治療する全人的医療が必要になります。慢性腰痛で紹介した認知行動療法がその例でしょう。慢性痛の治療が成功するためには、心理的要因、社会的要因の比重が

大きくなる前の侵害受容性疼痛、神経障害性疼痛の段階で適切に治療することが求められます。

最近の日本での慢性痛のアンケート調査では、患者の80%は、痛みが完全になくなること、軽減されることを期待しています。慢性痛があると日常生活に支障をきたすと答えているにもかかわらず、その日常生活の改善を目標に挙げている方は意外にも5・7%と少ない結果でした。慢性痛の患者は痛みがゼロになることを望んでいますが、高齢の患者では痛みをなくすことは難しく、何ができるようになるかという日常生活の改善の目標を具体的に設定することが重要です。治療の目標は、働かなければならない勤労世代、筋力が衰えつつある高齢者、というように患者の年齢によって異なりますが、慢性痛は患者の生活の質を低下させます。個々の患者の背景にあわせた、きめ細かな治療内容や治療目標を説明して、患者の理解、満足度を上げる努力が必要になってきます。

在日米国商工会議所の2012年の「疾病の予防、早期発見および経済的負担に関する意識調査：報告書」によると、痛みによる転職、欠勤、生産性の低下による経済的損失は年間3720億円にもなると試算されています。筋力の衰えで寝たきりになると介護費用も増加します。痛みを適切に治療することは個人の生活の質を向上させるだけでなく、社会的意義も大きいことなのです。

生まれつき痛みを感じない人は早死に

アンケート調査で、子規と同じように、慢性痛を抱えた回答者の61・4%は痛みがなかったら前向きに考えられると答えています。さらに、15・2%の患者は痛みがない状態がどういうものか想像できないと答えています。反対に、幸か不幸か生まれつき痛みを感じない人もいます。生まれつき痛みを感じない患者は先天性無痛症《せんてんせいむつうしょう》と呼ばれています。

先天性無痛症の症状が詳細に報告された、カナダのモントリオール大学の女子学生の例を紹介しましょう。彼女は高い知性の持ち主で、生まれてから痛みを感じたことがなかったことを除けば、正常でした。彼女は痛みを感じないために生じる脊椎の骨髄炎や損傷した膝の治療でたびたび入院しましたが、痛みを訴えることはありませんでした。さらには、頭痛、耳痛、歯痛、胃の痛みや生理痛も経験したことが全くありませんでした。海岸に出かけた日には、貝殻による切り傷が足にないか、注意深く調べなければなりませんでした。私たちであれば、貝殻を踏みつけた時の軽い痛みで反射的に足を上げますが、彼女は貝殻で深い傷をつくっても気づかなかったことがたびたびありました。3歳の時には、道で遊んでいる子供たちを見ようと蒸気が通っている暖房用ラジエーターにひざまずいてひどい火傷を負いました。

このように、彼女は機械的あるいは熱の侵害刺激による痛みを全く感じませんでした。さらに興味深いことに痒みを感じることもありませんでした。痛みを感じない彼女は損傷した関節を動かし続け、傷を悪化させてしまい、広範な感染のため、不幸にも29歳の若さで亡くなりました。彼女の例からも、痛みを感じないということが生命を脅かすことは疑う余地がありません。

別の先天性無痛症の女性は、2回の妊娠中に痛みよりはむしろ「羽根のように動く奇妙な感じ」で、産む苦しみを体験することがなかったそうです。内臓の重い病気でも「つっぱるような感じ」がするだけでした。腸閉塞や急性虫垂炎を放置しておくと腹膜炎から死に至る場合があります。このような場合には、内臓痛として、生命にとって重要な警告信号を発し続けますから、健常人は危険を感知できます。ところが、先天性無痛症の人たちは、ささいな体の異変から生命を脅かす危険を察知して、防御することを身につける必要があるのです。

生まれつき痛みを感じない先天性無痛症だけでなく、血液中のブドウ糖濃度が高い糖尿病患者もこのようなことがあります。末梢神経障害で足の指や足の裏のしびれ、痛み、感覚麻痺が生じてきます。感覚が麻痺すると靴ずれや傷に気がつかず、潰瘍ができ、末梢血管の障害とあわさって壊疽《えそ》となり、足を切断しなければならなくなることもあります。日常生活での痛みによる警告反応の重要さは痛みを感じなくなってわかるのです。

国際疼痛学会では、痛みは「実際の組織損傷、あるいは潜在的な組織損傷と関連した、または、このような組織損傷と関連して述べられる不快な感覚的・情動的体験」と定義されています。そして定義には、「痛みはいつも主観的である。各個人は、生涯の早い時期の損傷に関連した経験を通じて、この言葉をどのように使うかを学習している」「痛みはいつも不快であるので、痛みは情動体験でもある」という注釈がついています。いいかえると、痛みは侵害刺激が加わった場所とその強さを知る感覚的な側面と、痛みに伴う不安や恐怖など過去の記憶により影響される情動的な側面からなる複雑な体験といえます。

痛みを理解する上で重要なことは、痛みが五感と異なり、不快な感覚的・情動的体験で、慢性痛の多くは痛みの原因が体内にあり、原因が除去されないと持続すること、痛みの感じ方は個人差があり、意識レベルや情動的な要因により変化することにあります。

痛いとはどういうことか理解が得られたと思いますので、次の章では、侵害刺激が加わった時になぜ痛みが生じるのかを、客観的な感覚面からお話ししましょう。

第2章

痛みはどのように生じ、脊髄に伝えられるのだろう

2.1 激辛料理を食べるとなぜ汗が出るのだろう
——熱の受容器

(｡_+)
(｡>_<｡)
(*_*)>

視覚、聴覚、味覚、嗅覚に属さないすべての感覚が体性感覚です。体性感覚の受容器は体の表面、内臓、筋肉、全身すべての部位に分布しており、冷たい、熱い、押す、触る、引っ張るなど体に加えられるさまざまな刺激を感知しています。熱いお風呂につかったり、氷水に長く手を入れていたり、皮膚を押さえる圧力を強めたりすると、刺激は痛みに変わります。痛みを引き起こす強い刺激は侵害刺激と呼ばれます。そして受容器には、熱侵害受容器、機械侵害受容器と化学侵害受容器があります。

20年ほど前に、トウガラシの辛さの素となるカプサイシンの受容体が発見されました。そして、カプサイシン受容体は、わたしたちが探し求めていた熱に対する侵害受容器であることがわかりました。科学は予期しないところで発展するものですが、辛いものをホットというのは偶然の一致ではないでしょう。なぜ熱い湯に足をつけると痛くなるのか、まず、熱侵害受容器のお話から始めましょう。

温度の受容と体温調節の仕組み

微生物、植物から動物に至るまで環境の温度変化に対して適切に反応することが生存には欠かせません。ヒトの体温は36℃から37℃で、38・6℃以上の発熱ともなれば安静にしたり病院を受診したりします。動物の体温はヒトより高く、犬、猫では38・5℃、家畜やウサギは39℃前後、ニワトリでは42℃と、筋肉量が多い動物の体温は高くなります。犬は舌を出し、象は大きな耳を動かしたり水浴びをしたりして、体温調節をしています。汗がかけないライオンは、夏の暑い日中は活動をせず、木陰でじっとしています。カエルや蛇のような変温動物は、気温が下がる冬を土の中で越します。動物は生活できる温度の範囲が限られていて、範囲から外れると温度感覚は痛みに変わります。それは体を構成するタンパクが熱に耐えられるかどうかにかかっています。

熱が生命にとって危険であることは、目玉焼きを作る時に、卵の透明な白身部分がフライパンで熱を加えることにより、透明から白く変わることでもわかるでしょう。このようにタンパクの性質が変わることを、変性といいます。身体を構成するタンパクの多くは60℃以上で変性します。タンパク変性を起こさない45℃程度ではすぐにタンパクの変性は起こりませんが、気づかずに長く接していると、熱が加えられているところが低温やけどを起こします。

わたしたちはエアコンの設置により、一年中家の中では薄着で快適に過ごせるようになりましたが、温度の変化で四季の移り変わりを敏感に感じ、季節が進むとその温度に慣れる仕組みがあることがわかります。ヒトでは皮膚に加えられた冷刺激や温刺激は、脊髄を経て大脳の体性感覚野に伝えられて温度を感じる一方、体温を調節する脳の中枢に伝えられて、必要に応じて自律神経系を介して血管を閉じたり、開いたり、汗を出す指令を出します（図11A）。

汗ばむ陽気といわれるように、暑い時には手足の血管を開き、汗をかいて熱を逃がし、体温が上昇しないように調節しています。以前は中高生が太陽の照り付ける炎天下、スポーツの試合や練習で水分が補給できない場合に熱中症になりました。最近は、地球温暖化などにより、猛暑日や熱帯夜が増えて、室内で熱中症になり、死亡する高齢者が増えていることが報告されています。高齢者は加齢に伴って温度に対する感受性が下がっています。閉めきった部屋でエアコンをつけないでいると湿度が上がり、汗をかいても蒸発できず、体温調節の仕組みがうまく働かなくなっていることに気づかず熱中症になってしまいます。体温の調節ができる温度の範囲では痛みを引き起こしませんので、室温では痛みによる生命の防衛機構が働かないからです。反対に、タンパクの変性が起きる90℃以上の高温の乾式サウナに入っている場合でも、汗を出してその気化熱で体温の上昇を抑えることができれば、高温に耐えることができます。ところで、勘違いをしている人もいるかもしれませんが、サウナで汗をかいても、運動の時のように体内の脂肪を燃焼

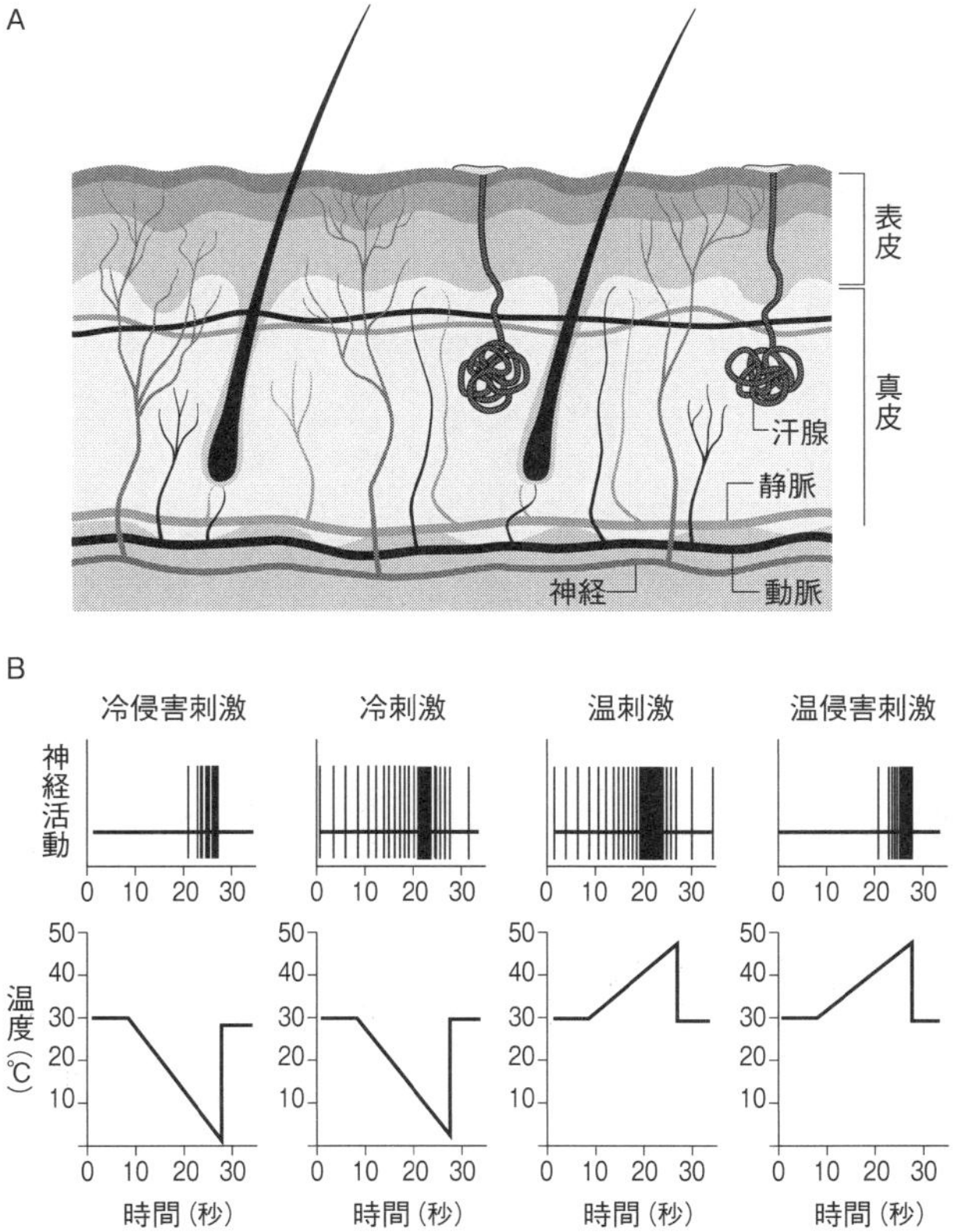

図11　温冷刺激に応答する皮膚の構造と4つの神経活動パターン

冷刺激、温刺激を伝える感覚神経では温度の変化がなくなると慣れて神経活動をしなくなります。侵害刺激を伝える感覚神経では刺激がある限り神経活動を続けます。

（NatRN 15 573-586より改変）

させていないので体重を減らすことはできません。

反対に寒い場合はどうでしょうか。冬の外出時にはウールの服を着込み、体温で暖まった空気を逃がさないようにして体温を36℃前後に保っています。体が温まるまでは手足の細い動脈を収縮させ、毛を立たせて体の内部から体の表面への温度の移動を減らします。さらに体を震えさせる、代謝を高めるなど自律神経系のさまざまな仕組みを使うことにより、熱を発生させて氷点下の屋外にいた場合でも体温を維持することができます。服が濡れていなければ空気を通して伝わる熱量が少なく、体温が奪われません。そのため、血液が流れている限り皮膚温の大きな変化はなく、凍傷も生じないので、痛みの警告反応は起きません。しかし、衣服が濡れていると熱が体から奪われ低体温になり命が奪われることになってしまいます。

温度による反応の変化

夏、氷に対して冷たさを感じ、扇風機の風に涼しさを覚え、体外の温度を感知しています。日常生活での温度感覚は体の内部の温度（深部温度）との温度差によって生じています。海水浴や学校のプールに入った時、最初は冷たいと感じても水につかっていると慣れてきます。プールの後、シャワーを浴びても冷たさにすぐ慣れます。少し熱めのお風呂に入った時もお湯につかってじっとしていると、いい湯だなと感じるようになります。人によって熱いお風呂が好きな人とぬるいお風呂が好きな人があっても、40℃から41℃でほとんど差はありません。そして、冷めた風呂に入り追い炊きをすると〝ぬるい〟から〝あたたかい〟へと変化するのを体感できます。最初に感じた冷たさには次第に慣れ、温もりを感じるようになってきます。どうしてでしょう。

31℃以下の場合、温度の低下に伴って生じる冷感は「涼しい」から「冷たい」に変わり、15℃から10℃まで下がると痛みを感じるようになります。反対に、31℃以上の場合、温度の上昇に伴って「暖かい」温感から「暑い」「熱い」に変わり43℃以上になると痛みを感じ、侵害刺激となります。図11Bのように、皮膚に30℃から0℃に温度が直線的に下降する冷刺激を加えて神経線維の反応を調べると、神経活動の頻度が増加して温度変化に慣れてくると活動しなくなる温度受容器が、皮下の感覚神経の終末にあることがわかります。反対に、30℃から45℃に温度が直線的に上昇する温刺激を加えると、温刺激に反応して神経活動の頻度が増加して温度変化に慣れてくると活動しなくなる温度受容器が皮膚の下にあることがわかります。わたしたちはこのような温度受容器の特性によって冷たさや温かさに慣れるのです。

一方、冷たさや熱さに反応して痛みを伝える感覚神経は、体に障害を与えない温度変化では活動しません。冷たいあるいは熱い温度で侵害刺激となる10℃、43℃を超えて急激に神経活動の頻度が増え、体に障害を与えない温度に戻ってはじめて活動が収まる神経線維があります。痛みを起こす感覚神経の神経活動には慣れがなく、侵害刺激がなくなるまで続きます。そのため熱いお湯につかれば、やけどが生じる前に湯船から飛び出すことになります。皮膚で温度に反応する感覚神経は、後根神経節にあるニューロンから出て表皮に神経線維を伸ばして皮下の自由神経終末で温度の情報を得ています。私たちの温度に対する反応の違いは、少なくとも温度刺激に対する反応が異なる4種類の温度受容器によって引き起こされていることがわかります（図11B）。

トウガラシの主成分カプサイシンの受容体

トウガラシが多く入った辛いものを食べると額や鼻の頭から汗がふき出るのを経験したことがあるでしょう。トウガラシの刺激は舌から顔面の感覚を支配する三叉神経を通って脊髄のすぐ上にある延髄に伝えられ、自律神経を介してあるいは反射的に額から汗が出てくるようになります。以前は冬にトウガラシを新聞にくるんで背中に入れたり、靴の中に入れたりするとほかほかしてくるので、カイロ代わりに使っていたようです。赤色トウガラシのエキスを胃に入れると体温が下がることも古くから知られていました。これはトウガラシの、熱の放散を高めて体温を下げようとする放熱作用によるものです。

興味深いことに、トウガラシの主成分カプサイシンがヒトを含め多くの動物種で体温を下げるだけでなく、痛みを誘発することもよく知られていました。お風呂で石鹸が眼に入り痛い思いをした経験があるでしょう。同じように、カプサイシンも眼にたらすと非常に強い痛みを引き起こします。ちなみに、インカ帝国の人々は16世紀に侵入してきたスペインの軍隊に対して、トウガラシを乾燥させ粉にしたものを眼潰しに使用していたことが記録に残っています。今でも護身用の催涙スプレーにカプサイシンが含まれています。

マウスやラットの局所あるいは全身にカプサイシンを高用量投与すると、次のカプサイシンの投与ではカプサイシンに対する反応が弱くなります。この現象は脱感作《だつかんさ》と呼ばれます。1％の濃度のカプサイシン溶液を舌先に1分間、10回繰り返してつけると、カプサイシンやからし油に対して反応しなくなりました。一方、冷感をもたらすハッカの成分メントールの反応はなくならずに爽快感が起きました。カプサイシンによる脱感作で温感は消えましたが、冷感や触感は変化しませんでした。不思議なことに、カエルやニワトリはカプサイシンに全く反応しませんし、カエルを何週間も人やネズミでは耐えられない1％カプサイシン溶液につけても、行動の変化や脱感作反応は生じませんでした。このように、ハッカの爽快感がなくならないことやカプサイシンに対する反応に動物種間の違いが見られることから、生体にはカプサイシンの受容体があることを確信する研究者がいました。そして、実験を繰り返す中で、生まれたての動物にカプサイシンを注射すると、注射をした時はカプサイシンに対して非常に強い反応を示しましたが、何日か経つと痛みを起こす温度で刺激しても、カプサイシンを眼にたらしても反応しなくなり無痛状態になっていることがわかりました。このようなことから、カプサイシンが痛みを起こす物質として研究者の注目を集めるようになりました。カプサイシンの受容体を理解するため、これから簡単に受容体とイオンチャネルについて説明します。

ガルバーニの動物電気と興奮性細胞

18世紀後半、イタリアのガルバーニは、カエルを解剖した際に、偶然、切断用と固定用の2つのメスをカエルの脛の神経にあてたところ、筋肉が震えたことから、カエルの脚の中に電気が起きているのを見つけたといわれています。2本のメスが電極の役割をしたのです。ニュートンがりんごが木から落ちるのを見て万有引力を見つけた話と似ています。ガルバーニは神経によって運ばれる電気流体が筋肉の収縮を起こすと考えました。そして、筋肉を収縮させる力を「動物電気（animal electricity）」と名付け、電気が重要であることにいち早く気づきました。電気を通さない細胞膜で囲まれた筋肉の細胞は、一つ一つが小さな電池と考えることができます。

生物は海で誕生したと考えられています。ある時期に、陸で生活するようになりましたが、血液が酸素と栄養物を運び、リンパ液や組織間液などの細胞外液により海の環境をヒトも保っています。海水が塩辛いのと同じようにナトリウムイオンの細胞外濃度は細胞内濃度より10倍高く、反対にカリウムイオンは細胞内濃度が細胞外濃度より20倍高くなっています。筋肉の収縮にはカルシウムイオンが重要な役割をします。そこで、筋肉の細胞や神経組織のニューロンはイオンを通さない細胞膜にイオンが通ることのできるタンパクを埋め込み、細胞膜のイオンの流れを調節しています。ナトリウムイオン、カリウムイオンやカルシウムイオンを通すことができるタンパクをイオンチャネルと呼びます。イオンチャネルが開いてイオンが流れると電流が生じます。電池と同じように電流が流れると細胞は活性化され、筋肉は収縮し、ニューロンは神経伝達を行います。筋肉の収縮を行う筋細胞や神経伝達を行うニューロンは興奮性細胞と呼ばれます。

ヒトの体は約40兆個の細胞からできていて、細胞外のさまざまな情報分子を細胞内のシグナルに変換しています。光、音、熱などの感覚情報を視覚、聴覚、体性感覚に変換する仕組みは、これまでの慣習で感覚受容器と呼ばれますが、細胞外のさまざまな情報分子を細胞膜で結合して、細胞内のシグナルに変換するタンパク分子は受容体と呼ばれます。これから述べるカプサイシンやグルタミン酸などの化学物質が結合して活性化されるイオンチャネルも、受容体あるいは受容体チャネルと呼ばれます。

カプサイシンの受容体はイオンチャネルだった

イオンチャネルと受容体の理解が得られたところで、カプサイシンの受容体がどのように発見されたかお話ししましょう。温点や冷点、触点の皮下にある感覚神経の先端には温度に反応する温受容器や冷受容器、痛み刺激に反応する侵害受容器（図2）があって外から加えられた刺激で活性化します。手のひらで活性化された受容器の神経線維の電気信号は、脊髄に伝えられる経路の腕で記録することができます。トウガラシの主成分であるカプサイシンは皮下に注入すると焼け付くような痛みを引き起こすことがわかっていたので、ラット、猫、ウサギの皮下にカプサイシンを注入して活性化される神経線維を調べてみると、カプサイシンは温受容器や侵害受容器とつながっている感覚神経を活性化しました。しかし、冷受容器や触受容器の感覚神経は活性化しませんでした。さらにカプサイシンは一部の内臓神経を活性化することも示されました。カプサイシンが温受容器を活性化させる仕組みを明らかにするために、後根神経節や交感神経節をばらばらにした細胞で調べられました。

先程お話ししましたように、カルシウムイオンやナトリウムイオンは細胞膜を通って細胞に入ることができません。2個から数個のカプサイシン受容体を含むように細胞膜の一部分を切り取ってカプサイシンで刺激すると、直ちにごく短期間イオンチャネルが開いてカルシウムイオンやナトリウムイオンが細胞膜を通ることができ、電流が生じました。図12Aは左から右に時間を追って細胞膜を通る電流の記録です。ミリ秒（ms）は1秒の1000分の1ですから、50msは非常に短い時間の記録です。この下向きの線が1つのチャネルが開いて電流が流れていることを示しています。1つのイオンチャネルを流れる電流の大きさが決まっていますので大きさは一定ですが、2つのイオンチャネルが同時に開くと右端のように電流が2倍の大きさになります。イオン

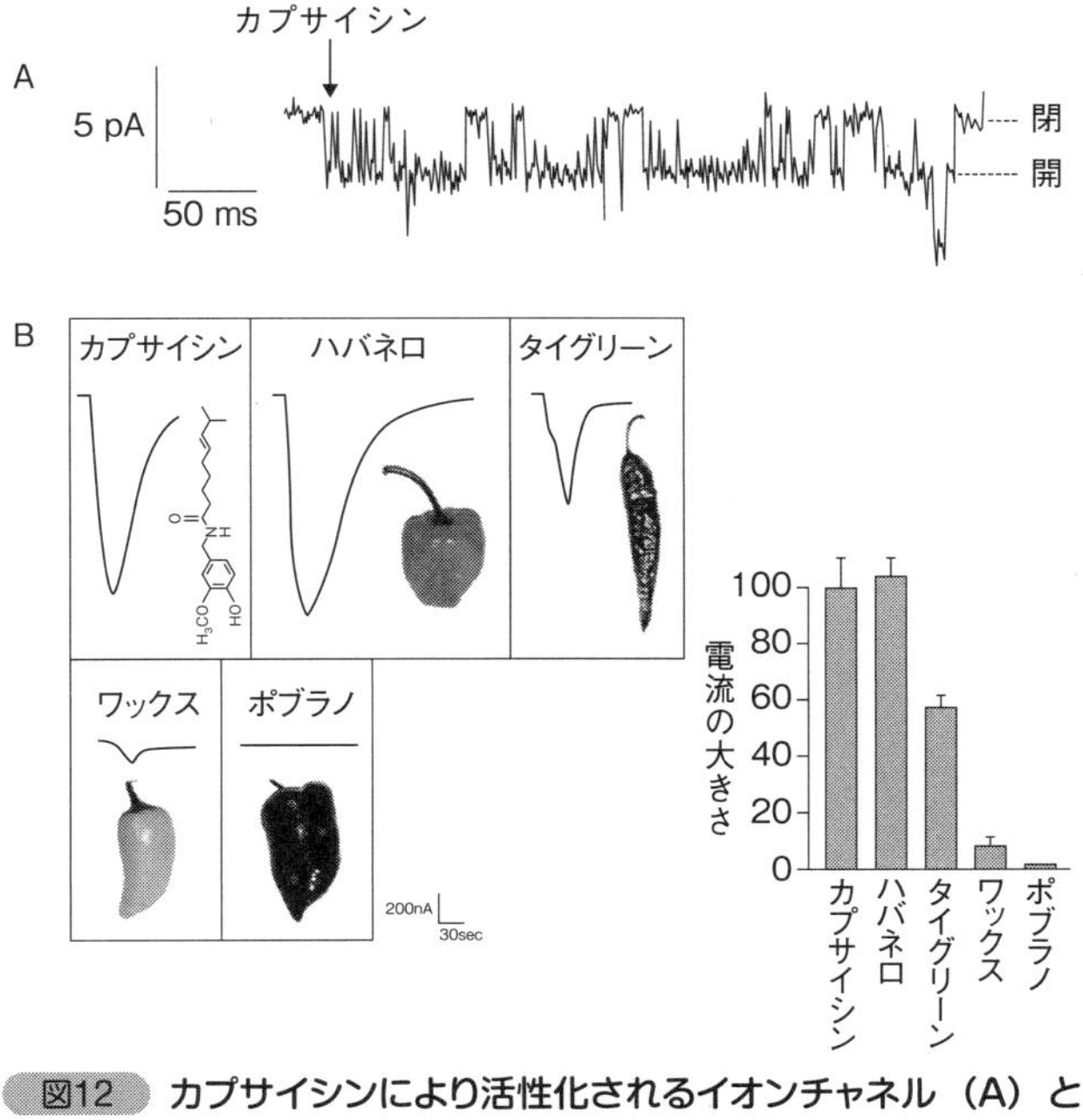

図12　カプサイシンにより活性化されるイオンチャネル（A）とトウガラシの辛さと電流の大きさとの相関（B）

（Trends Pharm. Sci, 11 330-333、Nature 389:816-824より改変）

チャネルが持続的に活性化されると開きっぱなしになります。このことからカプサイシンが、細胞膜にあるイオンを通すタンパク、イオンチャネルを活性化させることがわかりました。このチャネルは興味深いことにナトリウムイオンよりカルシウムイオンを10倍よく通す性質がありました。このようにして、カプサイシンの受容体がはじめて実体としてつかまえられ、カプサイシンがなぜ痛みを引き起こすのか解明する糸口が得られました。

後根神経節のカプサイシン受容体がなぜ痛みを引き起こすのかを説明する前に、ヒトの細胞について触れておきましょう。ヒトは神経、筋肉、消化管、血液など200種類以上の異なる器官・組織にある約40兆個の細胞から成り立っています。それぞれの細胞の機能に必要な活性を持つタンパクを合成するため、細胞は核にある約2万1500個のヒトの遺伝子の設計図の中から遺伝子を選びだして、細胞の機能に必要なタンパクの合成を行っています。例えば、赤血球は酸素を運搬するヘモグロビンを合成して赤い色をしています。どの細胞もヘモグロビンの遺伝子を持っていますが、他の細胞はヘモグロビンを合成しないので赤くならないのです。どの細胞も少なくとも1000個の遺伝子からタンパクを合成して、その役割を果たしています。細胞で働いている多くの種類のタンパクの中から求めるごく少量しかない1つのタンパクを精製して、その構造と性質を明らかにすることは至難の業でした。タンパク合成に必要な遺伝情報が暗号化され保存されている遺伝子を取り出すことにより、タンパクの機能を明らかにする技術が開発されました。求める1つの遺伝子を取り出し同定することはクローニング、その技術は遺伝子工学と呼ばれます。タンパクの精製の困難さを解決したのが遺伝子のクローニングで、生命に重要なタンパクの構造が次々と明らかにされ、生命科学の理解が飛躍的に進みました。

なぜ遺伝子のクローニングが生命科学の理解を進めることができたのか、図13を用いて簡単に説明しましょう。動物を形作るどの細胞も、核にある染色体を構成するDNAに同じ遺伝情報が保管されています。1953年にワトソンとクリックによりDNAの二重らせん構造が明らかにされたことにより、遺伝情報の保存や遺伝の仕組みが理解できるようになりました。コンピュータのプログラムは0と1で描かれているように、遺伝情報はDNA上にアデニン、グアニン、シトシン、チミン（A、G、C、T）の4種類の塩基が直列につながって1本の鎖となり、その中にタンパク合成に必要な遺伝情報が暗号化され保存されています。細胞はその時々に必要な遺伝子を分解されやすいメッセンジャーRNA（mRNA）に写し取り、タンパク合成の鋳型にしています。生物は大腸菌からヒトに至るまで、体のどの細胞のどの遺伝子でもDNAからmRNAに写し取り、タンパクを合成する根本的原理（セントラルドグマ）に従っています。

遺伝子の塩基の並びは塩基配列と呼ばれ、タンパクの一次構造、つまり20種類のアミノ酸が1本の鎖としてつながったアミノ酸配列に読み替えられます。いわば、日本語を英語に翻訳しているようなものです。実際、mRNAからタンパクを作る過程は翻訳と呼ばれます。タンパクはダ

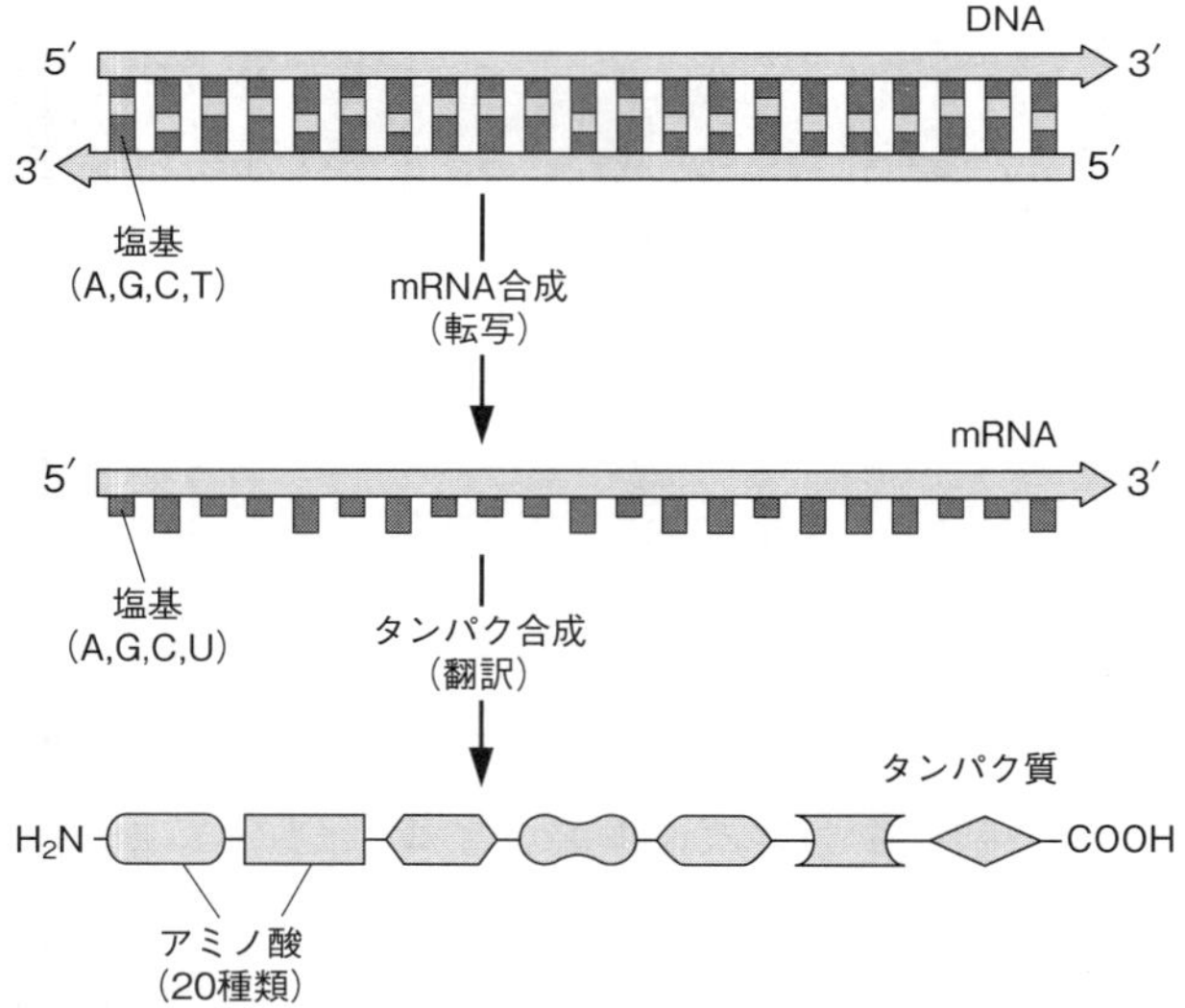

図13　遺伝子からmRNAを介してタンパクが合成されるセントラルドグマ

DNA上に4種類の塩基で保存されている遺伝情報から20種類のアミノ酸からなるタンパクが合成される。細菌からヒトに至るあらゆる細胞で用いられる生命の根本的原理なのでセントラルドグマと呼ばれています。

(「Essential 細胞生物学」より改変)

イヤモンドの原石を研磨して宝石にするように、精製すればするほど微量になり、貴重になりますが、遺伝子はタンパクと反対に、求める遺伝子を大腸菌で増やすことができ、クローニングした遺伝子を無尽蔵に増やしてその塩基配列からタンパクのアミノ酸配列、すなわち一次構造を決定することができます。１９９７年にカプサイシン受容体遺伝子がクローニングされて、その塩基配列からカプサイシン受容体タンパクの構造が明らかになりました。

クローニングした遺伝子のｍＲＮＡを細胞に入れると、タンパクが作られてその機能を調べることができます。カエルの卵も細胞の一種ですが、カプサイシン受容体のｍＲＮＡを注入すると、ｍＲＮＡを鋳型にして、何万、何十万ものカプサイシン受容体タンパクが細胞膜上に作られます。このようなカエルの卵をカプサイシンで刺激すると図12Ａの約10万倍の電流が流れました（図12Ｂ）ので、カプサイシン受容体タンパクはイオンチャネルであることが確かめられました。したがって、細胞膜上にあるカプサイシン受容体の活性化の程度はカエルの卵に入る電流の大きさとして見ることができます（図12Ｂ）。

トウガラシの種類によって、その辛さは飛び上がるほど辛いものから、全く辛くないものまでさまざまです。トウガラシの辛さは、トウガラシのエキスを砂糖水に溶かして、５人の被験者が辛さを感じなくなる倍率をスコビル値として表されます。ポブラノ・ペッパーのエキスは１００0倍、最も辛いハバネロのエキスは10万から30万倍の水でうすめないと辛さがなくなりません。

したがって、スコビル値の高いハバネロのエキスはカプサイシンの含量が高く、辛さも並大抵ではありません。実験に用いられたトウガラシのスコビル値はポブラノ・ペッパーが1000〜1500、ホット・ワックスが5000〜1万、タイ・ペッパーが5万〜10万、ハバネロが10万〜30万です。カエルの卵の電流の大きさはハバネロのエキスで引き起こされる電流が一番大きく、辛くないポブラノでは電流が全く見られませんでした（図12B）。濃度がわかっているカプサイシンの電流の大きさを100として比較しますと電流の大きさはスコビル値とよく一致します。このことから、クローニングされた遺伝子はカプサイシン受容体であることが確認できました。

カプサイシン受容体は熱の侵害受容器だ

さらに驚いたことに、このイオンチャネルはカプサイシンに反応するだけでなく、43℃以上の温度で活性化されることから熱による痛みを伝える侵害受容器であることが明らかにされました（図14）。皮下の感覚神経の自由神経終末にあるカプサイシン受容体が熱で活性化されると、カプサイシン受容体を通ってナトリウムイオンやカルシウムイオンが入って神経線維が活性化されて脊髄を経て脳に侵害情報が伝えられ、熱いと感じることがわかりました。

遺伝子工学の技術の進歩により、機能を知りたい1つの遺伝子だけを欠損させて、そのタンパクができないマウスを研究室で作製することができるようになりました。このようなマウスを遺

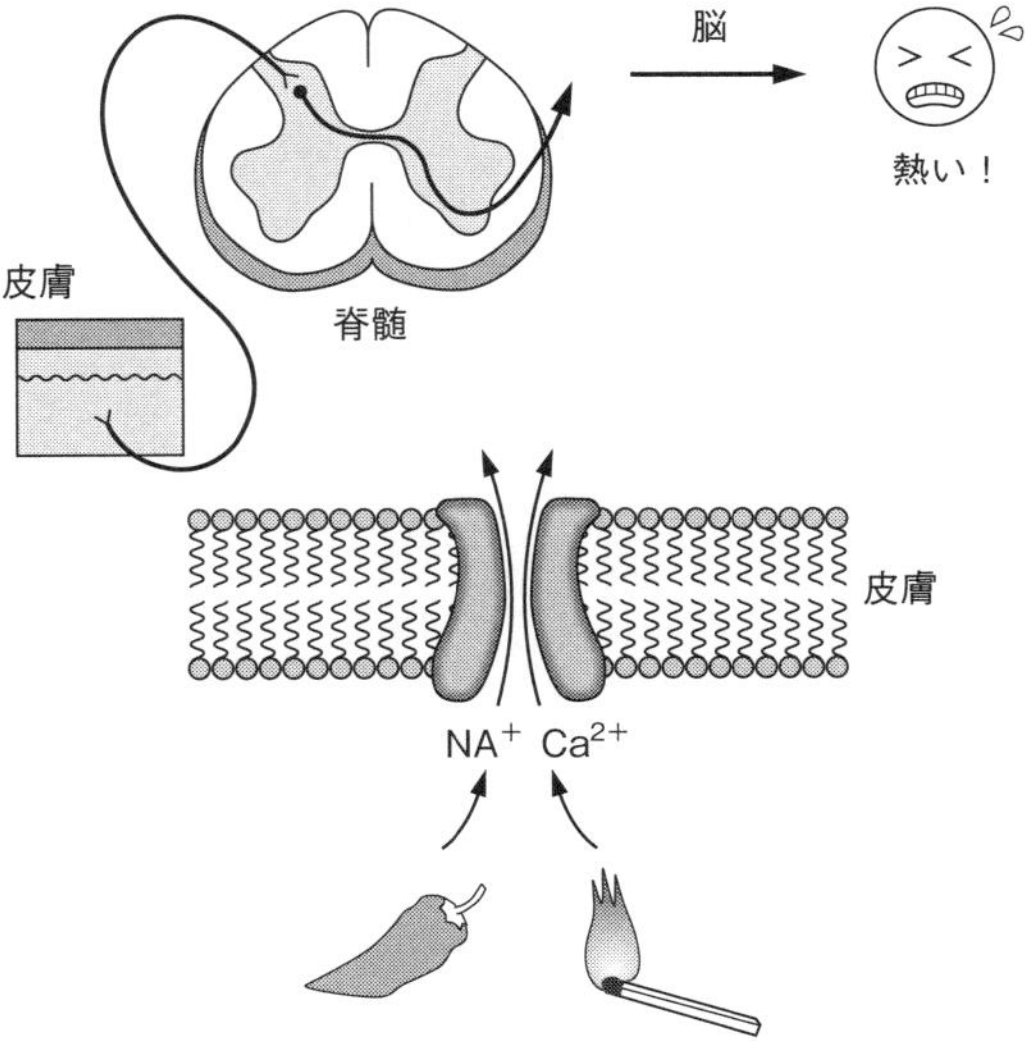

図14　**カプサイシン受容体は熱の侵害受容器**

カプサイシン受容体はカプサイシンだけでなく、熱の侵害刺激でそのイオンチャネルが開き、ナトリウムイオン（Na^{+}）とカルシウムイオン（Ca^{+}）が通ることで、電流が生じます。その電気信号が脳に伝えられ熱いと感じます。（Nature 389より改変）

伝子欠損マウスあるいはノックアウトマウスと呼びます。ヒトの遺伝病には1つの遺伝子の異常で生じるものがあります。例えば血友病は、血を凝固させる1つのタンパクができないために血が止まりにくい病気です。この原因となるタンパクの遺伝子を欠損させたマウスを作製すると、血が凝固する仕組みが解明できるモデルマウスができます。同じようにして、カプサイシン受容体が熱の侵害受容に関係しているかどうかを確かめるために、カプサイシン受容体の遺伝子欠損マウスが作製されました。

カプサイシン受容体の遺伝子欠損マウスは正常に生まれて、カプサイシン受容体タンパクが発現していないこと以外、後根神経節を含めて神経系に異常は認められず、子供も作ることができました。したがって、正常なマウスとカプサイシン受容体の遺伝子欠損マウスで認められる反応や行動の差は、カプサイシン受容体の機能であるということができます。遺伝子欠損マウスやマウスから調製された後根神経節ニューロンはカプサイシンと熱の侵害刺激の両方に反応しなかったことから、カプサイシン受容体がカプサイシンと熱侵害刺激に応答するイオンチャネルであることが証明されました。カプサイシン受容体はカプサイシンだけでなく、外から加えられた熱刺激でイオンチャネルが開き、熱エネルギーを電気エネルギーに変換して、電気信号で脳に痛みを伝えていることになります（図14）。

芋づる式に発見された温度受容器

カプサイシン受容体遺伝子欠損マウスの後根神経節ニューロンには、50℃以上でイオンチャネルが開くものがわずかながらありました。この遺伝子欠損マウスにはカプサイシン受容体がありませんので、カプサイシン受容体以外にも温度感受性の受容器があることが予想されました。20世紀末は、ヒトやマウスの全遺伝情報を解読するプロジェクトが国際的協力で完成の時期にあたり、それらの遺伝情報は公開されているデータベース上にありました。カプサイシン受容体遺伝子をクローニングした研究グループは、その塩基配列をもとに、すでに解読されている遺伝情報をコンピュータでサーチして、類似の遺伝子を見つける方法をとりました。その結果、52℃以上の高温に反応するカプサイシン受容体によく似た熱侵害受容器が見つかりました。

イオンチャネル、ホルモン受容体や酵素に代表されるタンパクは遺伝子の塩基配列を翻訳して100から数百のアミノ酸がペプチド結合で1本の糸のように連なって合成され、その翻訳途中でタンパクが立体構造を作り機能を持つようになります。同じ祖先遺伝子から出発している熱侵害受容器のタンパクの基本構造は全く同じになります。カプサイシン受容体タンパクの構造（図15）は細胞膜を6回通り、その両端は細胞の内側にあります。そのタンパク構造から、すでに知られていたTRPイオンチャネルファミリーの一員であることがわかりました。その結果、呼び

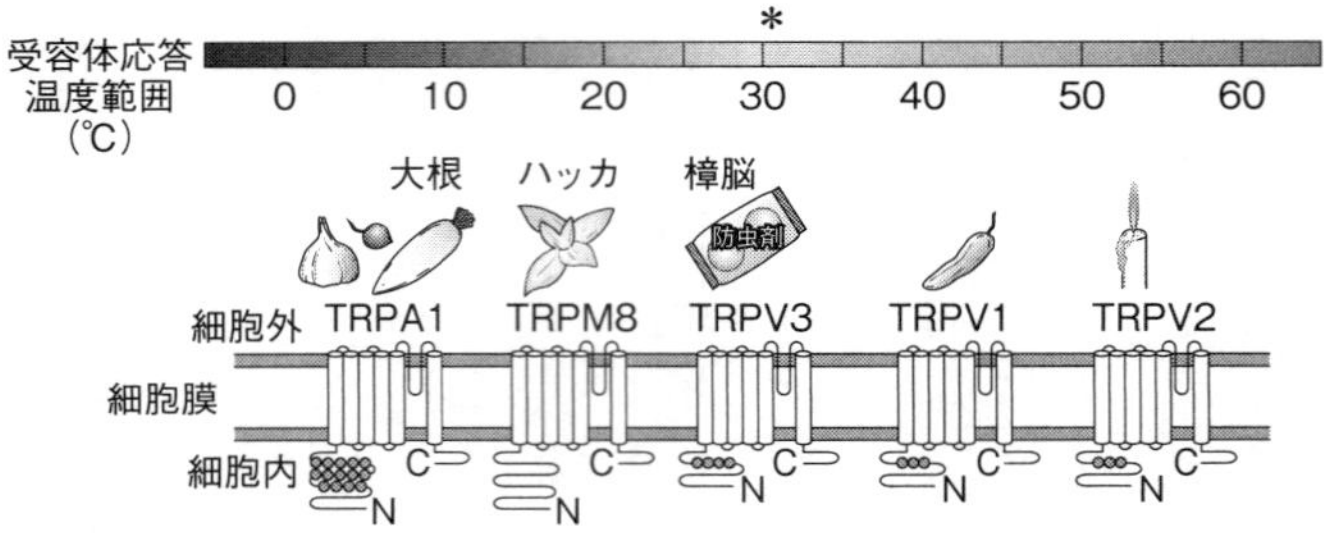

図15　芋づる式に発見された温度センサーTRPイオンチャネルファミリー

TRPイオンチャネルファミリーは細胞膜を6回貫通する共通の基本構造を持っています。カプサイシン受容体はTRPV1と名づけられました。
(「カンデル神経科学」22-8より改変)

方を統一するために43℃で活性化するカプサイシン受容体はTRPV1、52℃以上の高温で活性化する熱受容器はTRPV2と名付けられました。TRPV1は熱の侵害受容器ですが、炎症時の熱に対する痛覚過敏反応を起こす役割も担っています。TRPV2はフライパンのような熱いものに触った手の反射に関与すると考えられます。

その後も、TRPイオンチャネルファミリーに属する温度センサーの遺伝子が芋づる式にクローニングされました(図15)。30℃付近で活性化されるTRPV3、温度を下降させると23℃付近で活性化される冷受容器はTRPM8、冷刺激で痛みを感じる15℃付近で活性化される冷受容器がTRPA1です。TRPイオンチャネルはいずれも四葉のクローバのように4つ集まって、その中心部でカルシウムイオンやナトリウムイオンを通すイオンチャネル機能を発揮することがわかっています。

薬味でも活性化される温度センサー

すでにお話ししましたように、ニワトリの体温は40～42℃とヒトより数度高く設定されています。しかも、ニワトリは平気でトウガラシをついばんでいます。なぜ、ニワトリはカプサイシンを食べても辛く感じないのだろうか。ニワトリの体温調節はカプサイシン受容体で行われているのだろうかという疑問がわいてきます。

ＴＲＰＶ１を詳しく調べると水に溶けにくいカプサイシンは細胞膜を通って細胞の内側からカプサイシン受容体に結合してイオンチャネルを開けることがわかりました。ラットとニワトリのカプサイシン受容体の一次構造を調べると、細胞の内側のいくつかのアミノ酸がカプサイシンとの結合に重要で、ニワトリのカプサイシン受容体はそのうちの１つのアミノ酸が異なることにより、カプサイシンがイオンチャネルを活性化できないことがわかりました。

鳥やカエルのカプサイシン受容体はカプサイシンに反応しませんが、45℃以上の熱では活性化されるので、鳥やカエルは熱さを感じることができます。どの生物も体温の調節は必要ですが、カプサイシンの辛さを感じる必要はありません。野鳥の餌台にカプサイシン入りの餌をまぜておくと、鳥はネズミやリスに横取りされることなく食べることができます。哺乳動物がカプサイシンを辛いと感じるのは生物の進化の過程でごく最近獲得されたものといえます。

韓国、タイ、インドやメキシコの人々は子供の頃から辛いものを食べ慣れているので激辛の食べ物は平気です。ところが、辛い食べ物に慣れていない多くの日本人は敬遠します。これはカプサイシン受容体の脱感作によるものなのです。また、カプサイシンは水に溶けにくいので、食べ物が辛い時は水を飲んで口の中一杯にカプサイシンを拡散させるより、食べ物に包み込むほうが辛さを和らげるのにより有効です。

カプサイシンはTRPV1を活性化して発汗を促しますが、他のTRPイオンチャネルは活性化しません。TRPV3は防虫剤の原料の樟脳に反応し、冷受容器TRPM8は爽快感を呼び起こすハッカに含まれるメントール、もう一つの冷受容器TRPA1はニッキ、生姜、わさびや大根の成分で活性化されます（図15）。温かさや冷たさを感じる温度センサーがトウガラシの主成分カプサイシンで活性化されるだけでなく、ハッカの主成分メントールや、わたしたちが薬味として使うわさび、生姜、大根などが体内の温度受容器を活性化して得られる熱さや爽快感から、人の嗜好を形作っていることは驚きです。温度受容器が活性化され、大脳の体性感覚野に伝えられる感覚情報が、その経路の途中で味覚と結びつき記憶され、嗜好となっているのです。

皮膚には冷点、温点、痛点があり、冷刺激、温刺激、痛みを引き起こす熱刺激に反応する神経活動が見られ（図11B）、それらの受容器タンパクはいずれもTRPイオンチャネル（図15）の一員であることがわかりました。次に、圧点に代表される機械的な刺激、触覚の受容器と受容体タンパクの話に移りましょう。

2.2 どうして卵をつぶさずに握れるのだろう
——機械的な受容器

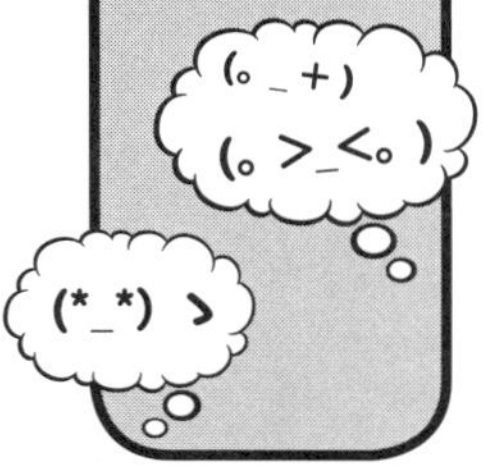

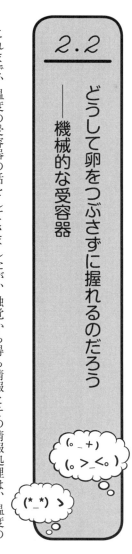

これまで、温度の受容器の話をしてきましたが、触覚から得る情報とその情報処理は、温度の感覚とは比べものにならないほど複雑で、多くの情報を集め統合する脳の働きが必要になります。どうして卵をつぶさずに握れるのか考えてみましょう。わたしたちは親指と人差し指で卵を軽く握り残りの指を軽く添えて、落とさないように、そしてつぶれないように握ります。目をつむっていても、卵の表面のざらざら感、形、大きさから卵とわかります。そして、指を曲げ、手のひらの中から卵が滑り出る動きがあった場合には、つぶれず落とさない強さで卵を握り直しています。私たちが温かさと冷たさを感じる温度刺激と異なり、触刺激には感覚要素と運動要素が

あり、皮膚で得られた情報を統合して何かが触れたことを知覚するだけでなく、触れたものを認識し、手足に運動の指令を出すことにつながっています。機械的な侵害刺激を考える前に、触刺激がどのように触覚としてとらえられるか説明しましょう。

皮膚の下にある4つの触受容器

ヒトは服を着るようになって、体毛が細く、薄くなったため、マウス、犬、猫のようにはっきりとは見えませんが、体表の90％は毛がはえており、毛がはえていないところは手のひら、足の裏など限られています。図16は手のひらや指先のように毛がはえていない皮膚と、手足のように毛がはえている皮膚の感覚神経を示しています。表皮と真皮《しんぴ》の境界にメルケル盤とマイスネル小体、真皮の深いところにルフィニ終末とパチニ小体があり、皮下のこれらの触受容器には発見者である19世紀のドイツやイタリアの解剖組織学の研究者の名前がつけられています。後根神経節から出た感覚神経はこれらの触受容器から触刺激の情報を得て脊髄後角に伝えます。物の形や動きをとらえるために、1本の感覚神経は、防犯カメラのように、設置場所が異なる多くの触受容器からの情報を集めています。毛がはえているところでは、毛の動きに応じて非常に敏感に反応する神経線維の末端、槍状や柵状終末で機械的な刺激を察知しています。ネズミのひげにはメルケル盤があり、暗い中でも触覚を頼りに動くことができます。一方、温度受容器や機械的な侵害

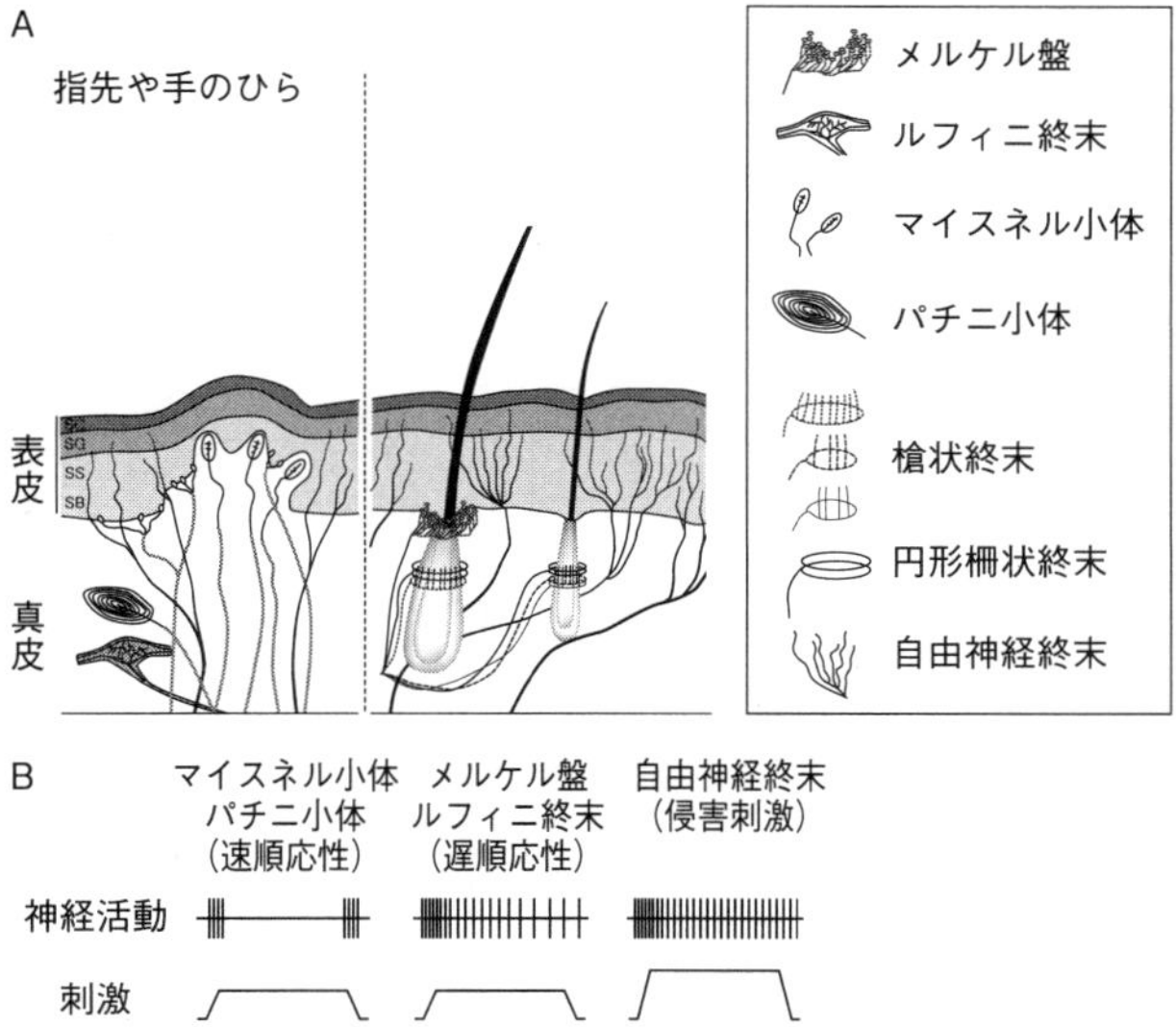

図16　機械刺激に応答する皮膚の構造（A）と3つの神経活動パターン（B）

触刺激に対して速やかに神経活動をやめる速順応性、ゆっくり神経活動が収まる遅順応性と痛みを生じる侵害刺激がなくなるまで神経活動が持続する3つのパターンがあります。（Neuron 79:613-639より改変）

刺激による痛みを伝える感覚神経は触受容器とつながっていないので、自由神経終末と呼ばれ表皮まで入り込んでいます。髪の毛をひっぱられて痛いのもこの機械侵害受容器が反応しています。防犯カメラでカメラ全体を指す場合とカメラの受光部を指す場合のように、触受容器あるいは機械受容器という場合には、メルケル盤全体を意味する場合と、触受容体タンパクを意味する場合があり、これからは触受容体タンパクのお話をします。

これらの4つの触受容器は、冷温受容器と同じように、持続的な触刺激に対してすぐ反応しなくなるもの（速順応性）とゆっくり順応するもの（遅順応性）があります（図16）。速順応性受容器は物の動きや振動を検知し、遅順応性受容器は物体からの圧力や形を検知しています。自由神経終末にある機械侵害受容器は順応しません。

詳しく説明しましょう。速順応性の受容器は速度センサーで機械的な刺激の開始と終わりにのみ応答しますので、物の動きによく反応できます。マイスネル小体で、平べったい層状細胞が積み重なって水平に皮膚の結合組織の中に埋まっています。指紋のある指先に多く集まっており、タッピングや小さな受容野の低い振動に反応します。1つのマイスネル小体は2～5本の神経線維の支配を受け、1本の神経線維は反対に10～20のマイスネル小体を支配して得られる情報を統合します。このことにより、物を素早くつかんだり、つかんでいるものが滑り落ちるような非常に速い細かい動きに対応できます。皮膚の深い部分にあるパチニ小体は手のひら全体に広い受容

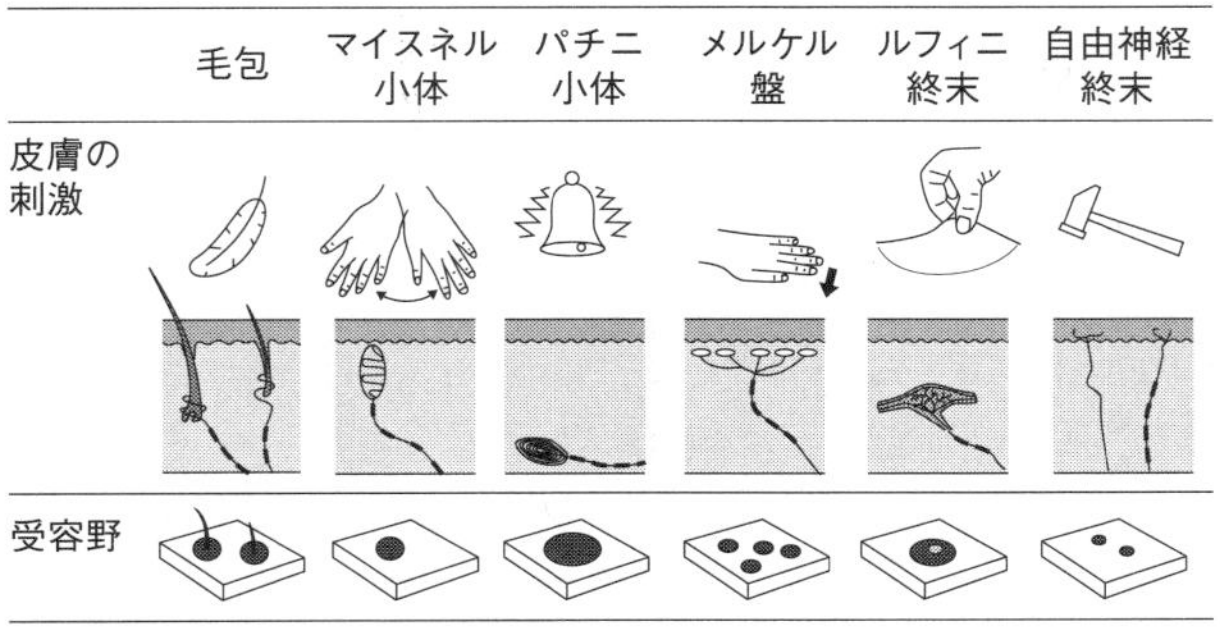

図17　触受容器の機能、構造と受容野

受容野はある感覚ニューロンを活動させる皮膚の領域、守備範囲を意味します。（Nature Rev. Neurosci. 12:139-153より改変）

野を持っているので、高頻度の振動の時間変化を追うことができます（図17）。速順応性のパチニ小体は物を持ち上げたり置いたりする時の動きを感知し、手で道具を使う時に重要な役割をします。

遅順応性の受容器メルケル盤は指先や唇に多く存在します。最大１５０個くらいのメルケル盤が集まった皮下の部分では、１本の感覚神経は約15個のメルケル盤を支配しています。マウスではひげのつけねの部分に集中しています（図16）。物に触っている間、違う場所の受容器が反応することで、さまざまな刺激、方向の動きを感知できます。刺激の位置と速さに非常に高感度で反応し、物を触って感触を得ることができます。しかし、受容野が狭いので、近傍の皮膚の引っ張りや動きに対しては感度がよくありません。それを補うのが皮膚の深い部分にあるルフィニ終末で、手のひらや手首の関節の皮膚の襞に集まっています。皮膚の動きには鈍感ですが、物を握ったり離したりする時に、皮膚が引っ張られたり伸ばされたりする動きから、指の位置や手の形を感知しています。手が自由に使えるようになったヒトは4種類の触受容器が指先や手のひらに高密度で存在し、それぞれの役割を分担しています。個別の情報を体性感覚野に送ることにより、卵を認識し、落とさないよう、つぶさないように握ることができます。健康な時は触刺激で痛みが生じることはありません。

脳ではさまざまな機械的受容が統合される

触覚は、体表にはりめぐらした役割の異なる触受容器より得た情報を統合して、物体を認識します。速順応する受容器は物の動きに対する感度は優れていますが、物の位置・形や大きさなど空間を認識する能力が劣っています。反対に、遅順応する受容器は動きに対する感度が劣っていますが、空間認知能力に優れていますので、お互いが補い合い、収集する情報を分担しています。体性感覚野の脳の襞を詳細に調べた結果、第1章で説明したホムンクルスの身体表面の部位再現図（図3）は1つではなく、触刺激の情報が入る部位には、速順応する受容器と遅順応する受容器からのそれぞれの情報による別々の身体部位再現図があり、その前方には筋肉の動き、後方には固有知覚の身体部位再現図がならんでいます。大脳皮質の細胞は層構造をとっています。皮膚の同じ受容野の同じ受容器から感覚情報を受け取り、脳の表面から内部に縦方向につながる柱状構造の中で処理を行い、柱状構造が周りの柱状構造と横のつながりを持つことにより、縦横の神経回路網が体性感覚野の中にできることになります。このようにして、全身に分布している触刺激の単位からの、少なくとも先程の4種類の触受容器から伝達されるばらばらな感覚情報を脳が統合して、運動ニューロンに司令を出す運動野に情報を出しています。このことにより、わたしたちは眼をつむっていても、触った物体がボールであるのかみかんであるのかがわかり、生卵を落とさない強さで軽く握ることができるのです。わからない場合には何度も表面をなぞって手触りで確かめています。そして脳からのフィードバックにより手から来る情報や過去の経験から修正し、繰り返し経験することで習得される熟練作業に必要な神経回路が作られます。体操選手の腕が訓練で太くなるように、大脳皮質の身体部位再現図は訓練した部位が大きくなるように変化します。これは後で述べる神経の可塑性の一つといえます。

ネズミのひげから見つかった触受容体タンパク

暗い屋根裏を走り回るネズミや土の中を動き回るモグラは、ひげで周囲の状況を判断しています。このことからもわかるように、ネズミのひげは眼と同様に感覚受容器の一部です。図16の太い毛の根元に密集しているメルケル盤がその役割をしています。ネコのひげもネズミと同じ機能を持っていますが、イヌのひげにはそのような機能はないようです。触覚はネズミのひげのような感覚受容だけでなく、母親が赤ん坊をそっと撫でたり、スキンシップをしたりする場合には、痛みが生じないどころか、気持ちがよくなるように、感情とも関係しています。触覚を理解するには、温度受容器と同じように、触受容器のタンパク分子を明らかにすることがとても重要です。

1997年にカプサイシン受容体が熱の侵害受容器TRPV1そのものであると決定された後、10年以上も経過してから2010年に機械刺激で活性化されるイオンチャネルが見つかりました。そのイオンチャネルはギリシャ語の圧力“πιεση”（piesi）という単語にちなんでピエゾ1、ピエゾ2と名付けられました。ピエゾ2のタンパクは体性感覚や痛みに関係する後根神経節に発現していましたが、ピエゾ1は発現していませんでした。2014年にやっと2つの研究グループが、皮膚とマウスのひげのメルケル盤に機械的な刺激を加えたところ、刺激に応じてカルシウムイオンを透過させるイオンチャネルが開くことを示して、メルケル盤に発現していることから、ピエゾ2が遅順応性の触受容体タンパクである可能性を報告しました。

ピエゾ2が触受容器であることを確かめるために、後根神経節にピエゾ2タンパクが発現していない遺伝子欠損マウスが作られました。ピエゾ2の発現が抑えられた後根神経節ニューロンでは、予想に反して、遅順応性の触受容でなく、速順応性の触受容の反応が大幅に減少していました。このピエゾ2遺伝子欠損マウスの行動を調べたところ、マウスは、綿棒で軽く触っても逃げない、いいかえると触刺激を与えても反応しないので、ピエゾ2は速順応性の触受容体タンパクといえます。しかし、この遺伝子欠損マウスでは痛みを起こす機械的な侵害刺激に対する反応が見られたことから、残念なことに、ピエゾ2は期待された痛みを伝える機械侵害受容器の役割はありませんでした。

体の姿勢や位置の固有知覚にも重要な触受容体ピエゾ2

最近、ゴードン症候群と呼ばれる四肢の関節の湾曲を特徴とするまれな先天性異常の病気が、ピエゾ2遺伝子の異常によることがわかりました。そこで、ピエゾ2タンパクの発現を調べてみると、四肢や頭部の位置、姿勢、動きに関する固有知覚に重要な筋紡錘《きんぼうすい》（図1）やゴルジ腱器官にも発現していました。マウスの尻尾を持ってぶら下げると、正常なマウスはパラシュートで落下する時のように指をのばし、四肢をひろげる姿勢になりますが、筋紡錘に発現するピエゾ2だけを欠損させたマウスでは、四肢を縮めたり、交叉したり、指をまるめたりの異常な動きをとりました。正常の筋紡錘で見られる神経線維の活動電位は、筋肉の伸張に伴って増加しますが、ピエゾ2の遺伝子欠損マウスの筋肉では活動電位はないか非常に弱く、筋肉を伸張させてもあまり増加しませんでした。これらのことから、触刺激と固有知覚で感知される機械的なひずみは、どちらもピエゾ2により誘発される感覚情報が関与していることがわかり、機械エネルギーを電気エネルギーに変換するタンパクが明らかになりました。しかし、先程述べました4種類の触受容器の反応の違いがどのようにして生じるのかは、現在のところわかっていません。

あらゆる生物に見られる触受容器

ネズミのひげや皮膚に存在する、メルケル盤の触受容に関係するタンパクがピエゾ2と確かめられました。やはりイオンチャネルでした。古代ギリシャの哲学者アリストテレスはその著書『形而上学』で、「いかなる感覚も、触覚なしに他の感覚があるということは決してないが、他の感覚はなくても触覚だけはあるということはありうる。なぜなら、視覚も聴覚も、また嗅覚も持たない動物がたくさんあるからだ」と述べています。実際、触刺激はヒトやマウスだけでなく、植物も感じるもので、根を生やしたり、茎やつるを伸ばしたりした時にさまざまな機械的な刺激を受けています。触刺激に対する反応は、動物でもさまざまな例が知られています。子供の頃、ハマグリなどの二枚貝の殻の間から出ている水管を触ると、水管が引っ込んだのを覚えているでしょう。ハマグリのかわりに海に住む軟体動物のアメフラシを実験に用いて、その水管に軽く触れるとエラと水管の両方を引っ込める反応を調べ、記憶学習のメカニズムを明らかにしたカンデルは2000年にノーベル賞を受賞しています。

図18が示すように、生命における触刺激の重要性からピエゾチャネルは植物、原生動物、アメ

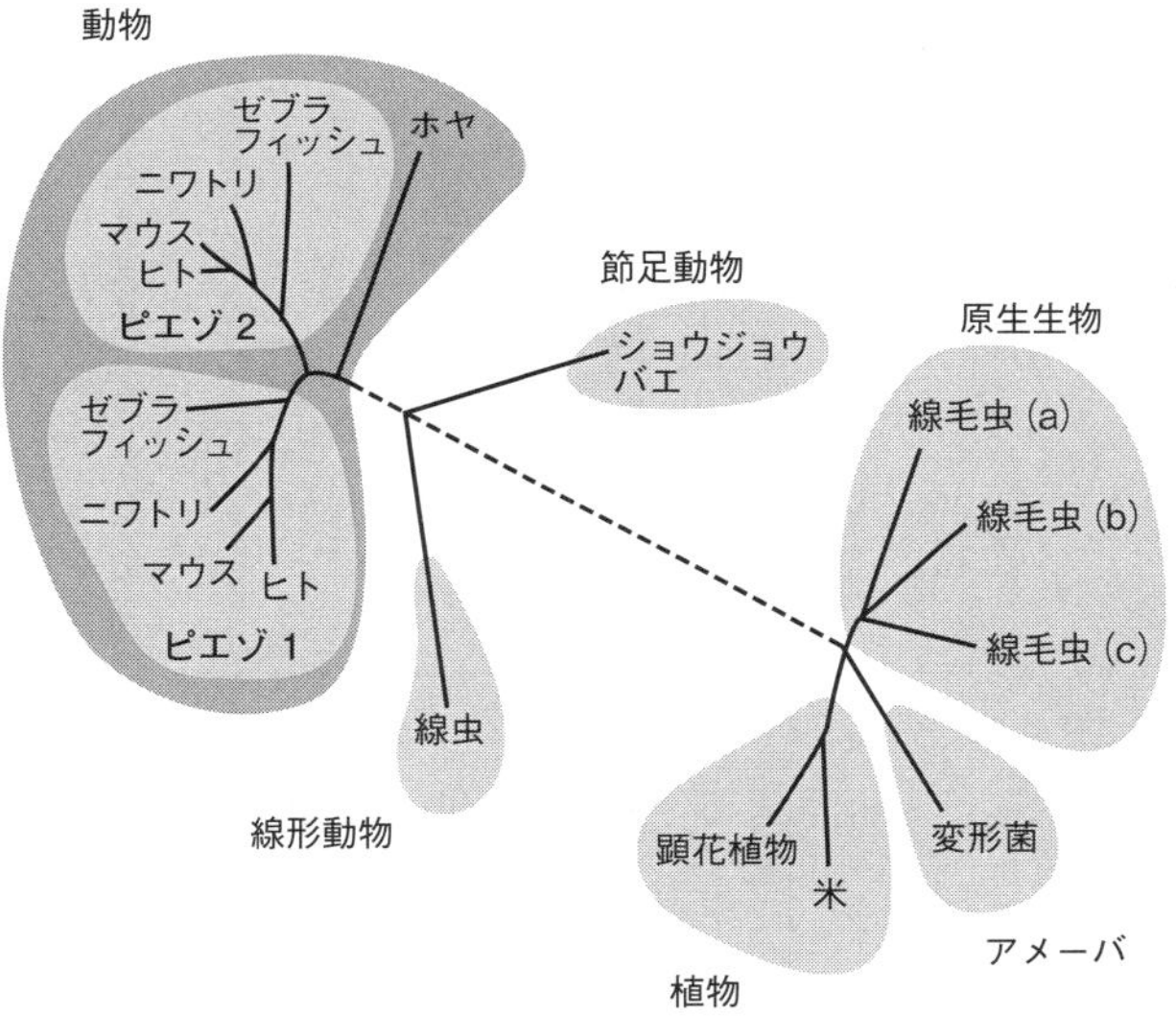

図18 触受容器ピエゾ遺伝子ファミリー

ピエゾ遺伝子ファミリーは、植物、単細胞生物から哺乳類まであまねく存在します。(Science330:55-60より改変)

ーバ、線虫から動物に至るまで遺伝子ファミリーを作っていますが、ヒトやマウスにはピエゾ1とピエゾ2の2種類しかありません。熱の侵害受容器は、幸運にもカプサイシン受容体そのものでした。ピエゾチャネルは温度センサーのTRPチャネルのような遺伝子ファミリーを形成していませんので、触や圧の機械刺激に対して反応の異なる遺伝子をピエゾファミリーの中から見つけることはできません。残念ながら、強い機械的刺激に反応して痛みを伝える侵害受容器のタンパクを見つける手立ては、今のところありません。

2.3 腹痛はどのように生じるのだろう
——化学的な受容器

内臓の感覚神経の分布と機能的な痛み——過敏性胃腸症

皮膚の体性感覚と筋肉の動きが意識的であるのに対して、内臓は、発汗、心臓の拍動、食べ物の消化などを自動的に調節する自律神経系の交感神経と副交感神経の二重支配を受けています。交感神経系は危険などストレスを受ける状況下に身体を備えるために活性化され、心拍数や血圧が上昇するのに対して、副交感神経系は睡眠や食べ物を消化する場合のような精神活動が休止する状態で高い活動を示します。オリンピックの試合で手に汗握る熱戦でしたとアナウンサーが報道していましたが、交感神経系の活動が高まると、体温調節と関係なく発汗します。激しい腹痛など痛みが強い時にも交感神経系が活性化され、脂汗が出てくることがあります。手のひらから汗が異常に出る手掌多汗症《しゅしょうたかんしょう》という困った病気がありますが、治療のため胸部の交感神経幹を切断すると汗が出なくなります。

体性感覚と同様に内臓感覚神経の細胞体は後根神経節に存在し（図1）、脊髄後角に向かう途中で交感神経節に枝を出して分泌ニューロンや運動ニューロンとシナプスを形成し、腸管の分泌や運動、血管拡張と発汗による体温調節などに影響を与えます。そのため、トウガラシのエキスを胃の中に入れると体温が下がるのです。内臓の情報を伝える感覚神経は後根神経節ニューロンの10％以下で少ないですが、脊髄と平行する交感神経幹にも入り、上下して異なる脊髄分節にまたがって終結します。そのため内臓からの情報の部位がはっきりしないので、腹痛といったり、みぞおちが痛いといったりします。

内臓痛がなぜ起きるのかを考えるために、内臓神経の受容器がどこに分布しているか説明しましょう。胃、小腸や大腸などの入っている腹腔と、生殖器、膀胱、直腸などが入っている骨盤腔の内側と内臓を覆う膜を漿膜《しょうまく》と呼びます。消化管は外側から漿膜、筋層、粘膜下組織、粘膜の4層構造になっています。胃や小腸などの消化管は胃酸や消化酵素を分泌して、食べ物の消化を行い、内側の粘膜側で吸収が行われています。消化管の外側の漿膜には、内臓の異常を知らせるために、圧迫や引っ張りに反応する神経終末が多く存在しますが、内側の粘膜側には非常に少ないです。小腸粘膜は毎日剝げ落ち、再生されるので痛みを感じるようにはできていないのでしょう。胃や十二指腸の粘膜による防御壁の一部が破られてはじめて、食事に伴って分泌される胃酸の刺激で痛みが生じます。これが胃潰瘍、十二指腸潰瘍です。一方、骨盤腔にある直腸では、外側の漿膜だけでなく、内側の粘膜にも神経終末は均等に分布しています。

内臓の感覚神経終末には、触刺激のような弱い機械的な刺激で発火する低閾値《ていしきいち》受容器（L）、機械的な侵害受容器のように、強い刺激ではじめて発火する高閾値《こうしきいち》受容器（H）があります（図19）。健康な時は、消化管の蠕動《ぜんどう》運動で低閾値受容器が活性化されますが、自律神経系により制御されていて、その信号の多くは意識にはのぼりません。一過性に強い刺激が加わるとその刺激で高閾値受容器（H）が活性化され、低閾値受容器（L）と共同して自律性反射を行うとともに、一過性の痛みを誘発します。急性虫垂炎のような炎症や消化管の拡張による虚血状態が起こると、隠れていたサイレント受容器（S）も加わり、比較的弱い刺激でも痛みが起こります。そして、脊髄に侵害情報の入力が増加して痛みが強くなり、持続されると考えられています。体性痛でもいえることですが、内臓の受容器からの脊髄後角への入力が増加すると、ニューロンの感受性が高くなり、つまり刺激に対して敏感になります。内臓の活動状態に影響されますが、生理的な弱い刺激にも反応するようになり、内臓の生理的な自律性活動が痛みを誘発する状態が機能性胃腸症や過敏性腸症候群などの機能性消化管障害と関連していると考えられています。

内臓痛に関わる受容器タンパク

第1章で述べたように、強く収縮したり結石や通過障害により管腔が強く押し広げられたりす

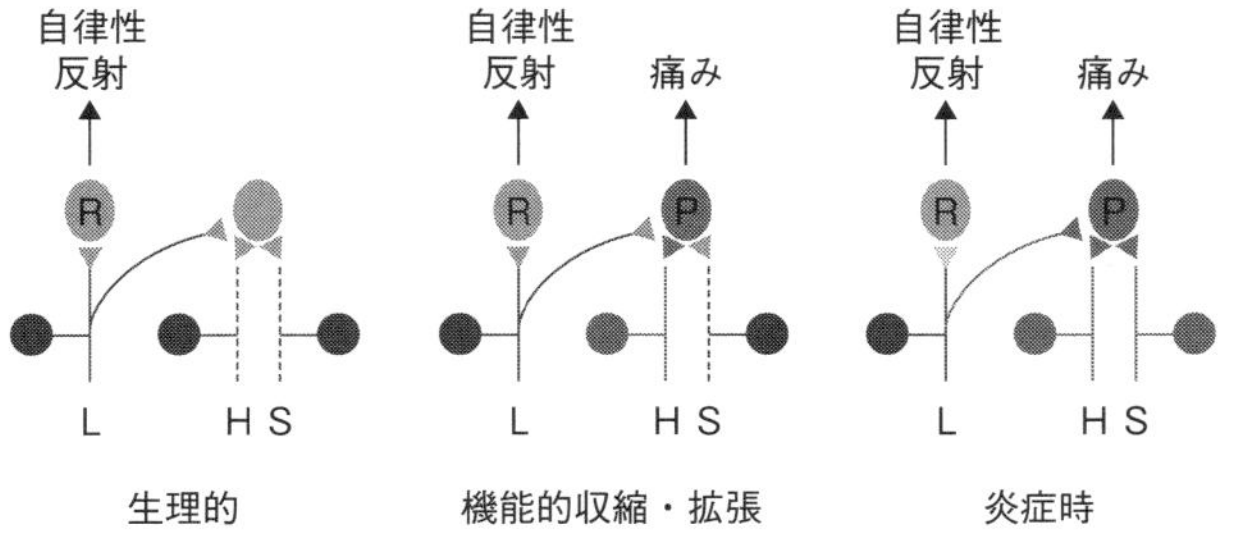

図19　内臓痛の発生機序

Rは自律性反射、Pは痛み、Lは低閾値受容器、Hは高閾値受容器、Sはサイレント受容器を意味します。健康な時の消化管の蠕動運動は無意識に行われます。お産の時には子宮が規則的に収縮して陣痛が起きます。急性虫垂炎ではサイレント受容器が痛みに加わり、原因が除かれるまで痛みが増強していきます。(Trends Neurosci. 15:374-378より改変)

ると急激に痛みが生じ、その痛みは非常に強いものがあります。内臓は熱の侵害刺激を受けることはありませんので、内臓痛は機械的な侵害刺激と化学的な侵害刺激により起こると考えられます。機械侵害受容器は未だわかっていないとお話ししましたので、ここでは内臓痛に関わる化学侵害受容器の話をしましょう。

胃潰瘍では食事に伴って分泌されるpH2・0の強酸性の胃液が胃の内部を刺激して痛みが生じます。激しい運動をして酸素不足になった時には、ブドウ糖を完全燃焼できなくなり、酸性代謝物の乳酸がたまり、筋肉痛になると聞いたことがあると思います。腎結石の場合には、腎結石で尿管がふさがれ拡張するとともに、腎臓で産生される尿により、腎臓が膨張して血管が圧迫されて虚血になります。心筋梗塞では、心臓に血液を供給する血管がつまり血液が流れない状態に陥ります。心筋梗塞や腎結石で血流が流れなくなる、あるいは流れが悪くなると、乳酸が作られることで激しい痛みが生じます。このように、内臓では局所的なpHの低下により危険を知らせる仕組みが備わっています。

内臓痛に関わる化学的な受容器タンパクの候補は、酸感受性イオンチャネルと熱の侵害受容器ＴＲＰＶ１です。図20はボランティアの人の皮下に酸性の溶液を注入した時の痛みの強さを調べています。酸感受性イオンチャネルは薬Ａ、ＴＲＰＶ１は薬Ｂで抑えられますので、どちらのイオンチャネルが痛みに関係しているのかを調べられました。わたしたちの体のpHは７・４でほん

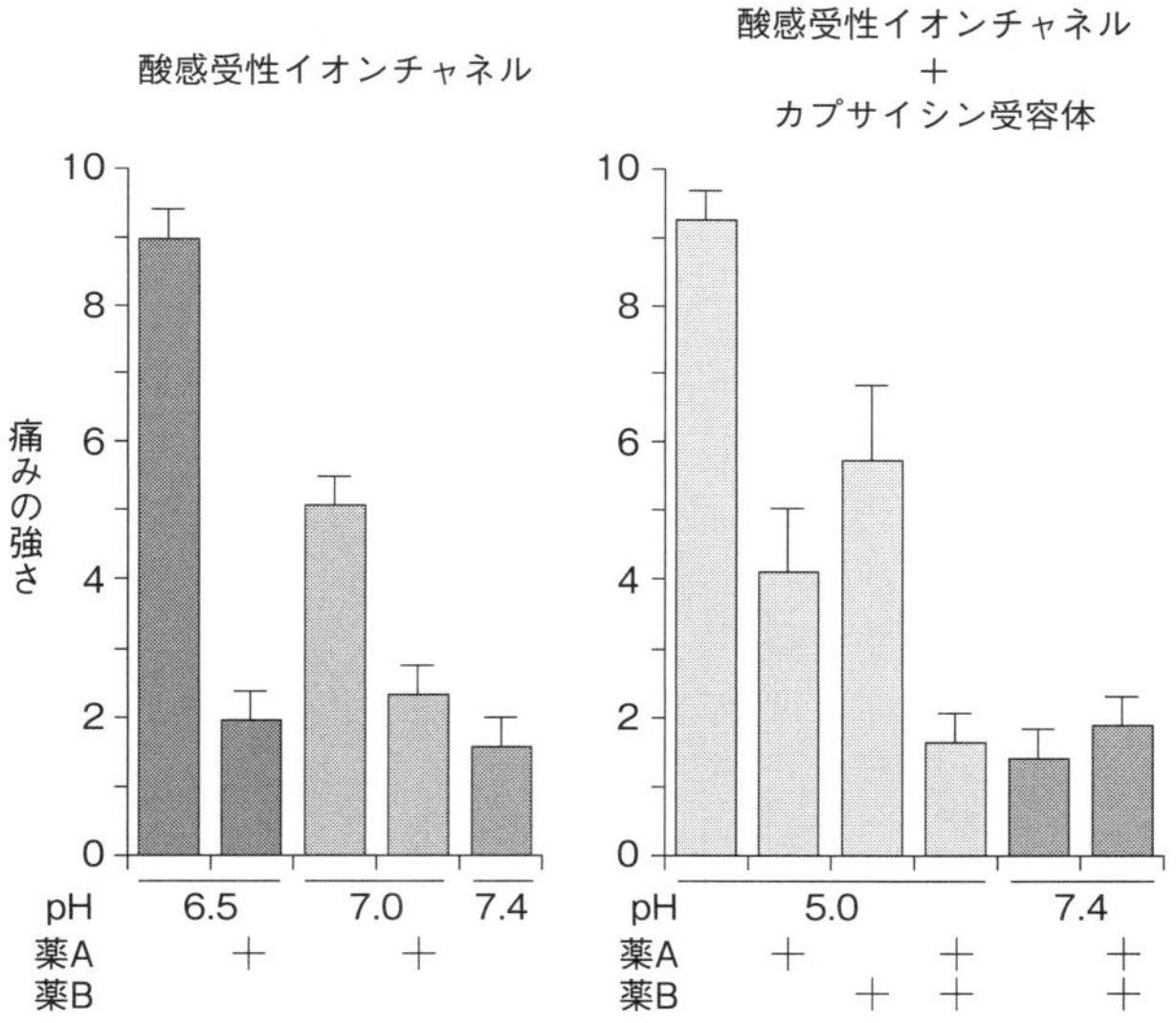

図20　虚血や炎症に関わる酸感受性イオンチャネルとカプサイシン受容体

薬Aは酸感受性イオンチャネルの阻害剤、薬Bはカプサイシン受容体の阻害剤です。

pH6.5の痛みは酸感受性イオンチャネルだけ、pH5.0は両方が関与しています。(J.Clin. Invest 110:1185-1190より改変)

の少しだけアルカリ側にシフトしています。pH7・4から中性のpH7・0にするだけで中程度の痛みが生じ、pH6・5になると激しい痛みを引き起こします。pH6・5は虚血や炎症の時に局所的に下がるpH値です。pH7・0やpH6・5の時に薬Aを与えると痛みが和らいだのに対し、薬Bでは痛みは和らぎませんでした。このことから、心筋梗塞の時の虚血や炎症が起きている時に生じる痛みは酸感受性イオンチャネルが関係していることがわかります。胃潰瘍のように胃酸による痛みではpH5・0以下になる可能性があります。そこでpH5・0の溶液を注入しますと、胃潰瘍と同じく強い痛みを引き起こしました。その時の痛さは、薬Aと薬Bを一緒に与えた場合には和らぎましたが、薬Aあるいは薬Bの一方だけを与えた場合には中程度にしか抑えられませんでした。この結果から、pH5・0で生じる痛みは酸感受性イオンチャネルとTRPV1の両方が関わっていることがわかりました。TRPV1は熱の侵害受容器ですが、内臓にも強く発現し酸性でも活性化することが知られていますので、内臓痛にも関わっていると考えられます。

このように、明らかになった熱や機械的、化学的な受容器タンパクはいずれもさまざまな刺激に応答して熱エネルギー、機械エネルギーや化学エネルギーを電気エネルギーに変換するイオンチャネルでした。次に、皮膚で電気エネルギーに変換されたこれらの情報がどのように感覚神経を通って脊髄に伝えられるかを説明していきます。

2.4 痛みはどのように神経線維を伝わるのだろう

感覚情報を伝える後根神経節ニューロンと感覚神経

ニューロンは一般的に、核にある遺伝情報をもとにタンパクを合成する細胞体、他のニューロンから広く情報を受け取る短く枝分かれした樹状突起、受け取った情報を細胞体に集め細胞体から遠く離れた次のニューロンに伝達するための1本の長い軸索と軸索終末でできています（図21）。ニューロンの基本構造は同じですが、樹状突起の形はニューロンの役割で大きく異なっています。小脳のプルキンエ細胞のようにバスケット状に見事に発達したものから、何本もの短い樹状突起が細胞体に入る運動ニューロン、そして細胞体から出た直後に軸索が2つに分かれて、皮下で集めた感覚情報を脊髄に伝える後根神経節のニューロンなどさまざまな形態をしています。軸索は長い距離の神経伝達を行うために、細胞膜上にイオンチャネルを発現して電流を発生できるように特化した構造になっています。後根神経節ニューロンから出た感覚神経も軸索構造

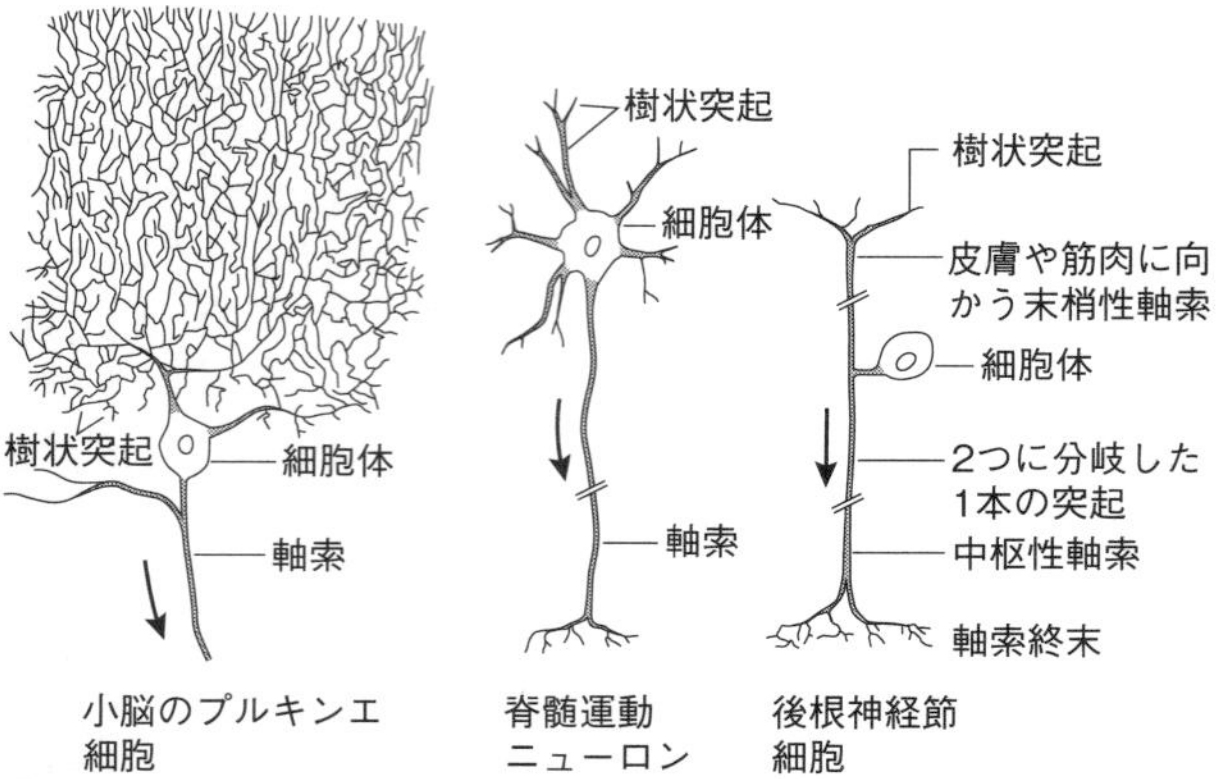

図21 ニューロンの基本構造

ニューロンは細胞体、樹状突起、軸索、軸索終末からなり、電気信号の受容部位（細胞体と樹状突起）から軸索、軸索終末と一方向性に神経伝達される。（「カンデル神経科学」2-3より改変）

になっています。長い軸索は、手足の指先から脊髄に情報を送る感覚神経、脊髄から筋肉に指令を出す運動神経、大脳皮質の運動野から足の筋肉を動かす脊髄の運動ニューロンに情報を送っている神経の軸索で、長いものでは1mにもなります。軸索は神経が活動していない時でもナトリウムイオンをくみ出し、カリウムイオンを取り込むポンプを常に動かして、細胞や神経線維内外のナトリウムイオンとカリウムイオンの濃度差を維持していま す。これはマンションの屋上に給水タンクを置いてポンプを使って水をためて重力で各部屋に水を供給しているようなものです。

ナトリウムイオンやカリウムイオンは、細胞膜を透過できませんが、神経が活動していない時にカリウムイオンの漏れが少しあり軸索の内部の電位が負になっています。神経が活動していない時の電位を静止膜電位と呼び、ニューロンの静止膜電位は−60〜−70㎷です。熱や機械的な刺激で感覚受容器が活性化され、神経終末に近いところのナトリウムチャネルが開くとナトリウムイオンが負の電位の軸索に流れ込み、一過性にその部分の膜電位が負からゼロになり正に変わります。この膜電位の変化は脱分極と呼ばれ、ある閾値を超えると短い電気的インパルスである活動電位が発生し、神経伝達が行われます。活動電位は神経インパルス、スパイク、発火とも呼ばれます（図11、16）。

一方、後根神経節ニューロンの細胞体は神経線維の機能に必要なタンパクの合成を行い、軸索中を輸送しています。正常な神経伝達を行うために、ナトリウムチャネルや感覚受容器をはじめとするさまざまなタンパクを軸索、感覚神経の神経終末に配置します。活動電位の発生に必要なエネルギーを供給するために、発電所であるミトコンドリアも軸索上に配置します。そして炎症や神経損傷に応答して、タンパク合成の量や種類を変化させて、痛みの発生や持続に関係します。

神経伝達の仕組みとそのスピード

これまで述べてきたように感覚神経を出すニューロンの細胞体は後根神経節に集まっています。図1、図21に示したように、そこから出た感覚神経はすぐに枝分かれして、細胞体を経由しないで、あたかも1本の軸索のように皮下の感覚受容器からの情報を脊髄のニューロンに伝えています。後根神経節にあるニューロンの細胞体は、その大きさから大型、中型と小型に分けられています。皮膚を刺激する針あるいは刺激する電極の強さを徐々に変化させると、大型ニューロンから出る軸索の径が太い線維ほど抵抗が小さいので弱い刺激で活動電位を発生します。小型ニューロンから出る神経線維は細いので強い刺激でないと活動電位を発生できません。このため、大型のニューロンは固有知覚と触覚と圧覚、中型のニューロンは触覚と圧覚、一部の中型ニューロンは速い痛みを伝えます。後根神経節ニューロンの60〜70%は小型ニューロンで、温度感覚と皮膚や内臓からの遅い痛みの情報と痒みを伝えます。

固有知覚や触覚を伝える大型、中型ニューロンから出る軸索は絶縁物である髄鞘《ずいしょう》が巻きついていますので有髄線維《ゆうずいせんい》と呼ばれます（図22、23）。この有髄線維では、髄鞘が周期的に中断され、軸索の膜が剥《む》き出しになっている短い間隙にナトリウムチャネルが集中し、ナトリウムイオンはここで出入りすることができます。髄鞘が巻きついているところではイオンの出入りが起こらず、有髄線維上の活動電位は軸索上の短い間隙を跳びながら情報が運ばれます。これを跳躍伝導と呼びます。小型ニューロンから出る軸索は絶縁体が巻いていないので、ドミノ倒しのように隣り合ったナトリウムチャネルが順々に活動電位を発生して細胞膜上を伝わります。いわば太い有髄神経は特急、速い痛みを伝える神経は急行、鈍い痛みを伝える無髄神経は各駅停車のように、

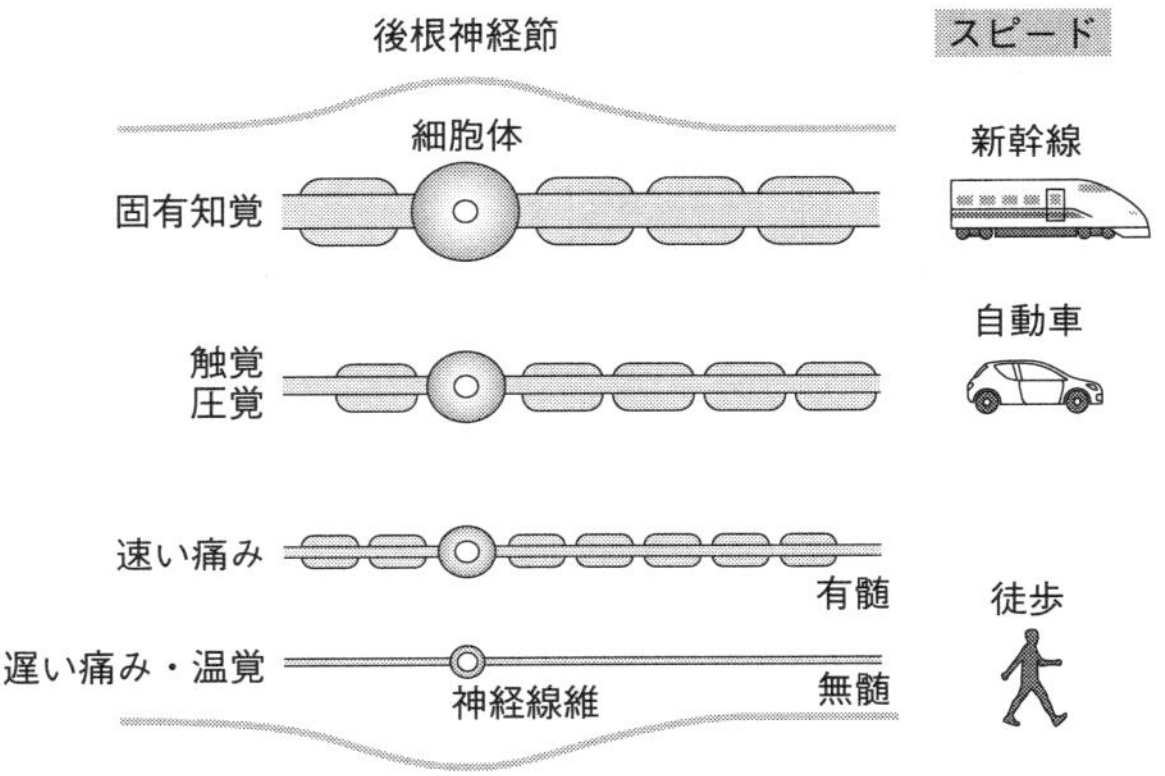

図22　後根神経節ニューロンの大きさによる機能分担と感覚神経の伝達速度

後根神経節ニューロンが大きいほど太い神経線維が出て、伝達速度が速くなります。痛みを伝える細かい線維は、髄鞘で覆われていない（無髄）ので、伝達速度が遅くなります。

神経線維の伝達速度が大きく異なっています。さらに、ニューロンから出る神経線維の太さは伝わる速度にも関係します。大型ニューロンの神経線維の伝わる速度は35〜75ｍ／秒です。秒速75ｍは時速２７０㎞となり、新幹線なみのスピードで、ピッチャーが投げるボールのスピードの2倍と非常に速い速度で体の中で情報が回っています。小型ニューロンから出る細い神経線維の速度は時速2〜7㎞で歩く速度くらいです（図22）。

後で説明しますゲートコントロール説を提唱したメルザックとウォールは著書『痛みへの挑戦』で、「我々の痛覚経験は機能のまったく異なる速い伝達系と遅い伝達系があり、後者は前者と別の原理や機構に基

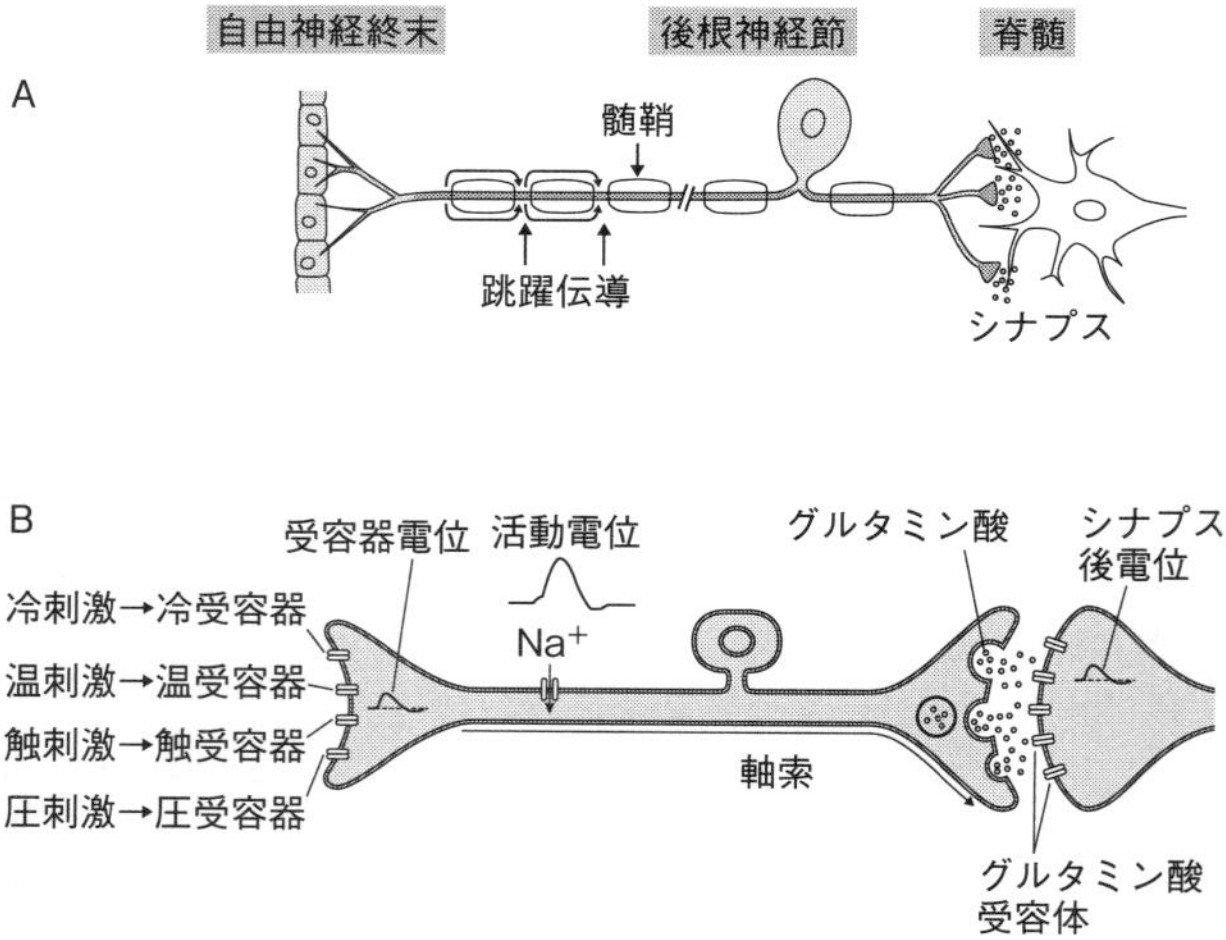

図23　皮膚刺激が脊髄に伝わる分子と神経伝達の仕組み

皮下の神経終末での受容器電位、軸索でのナトリウムチャネルによる活動電位、脊髄のシナプスでのグルタミン酸受容体によるシナプス後電位により、神経伝達が行われます。神経伝達速度の速い有髄線維は神経線維の周りが絶縁物の髄鞘で覆われ、覆われていない所を跳びながら伝達されます（跳躍伝導）。(J. Clin. Invest 120:3745-3752より改変)

づいて機能していることが考えられる。なぜ伝導速度の遅い無髄の一次求心性線維（感覚神経）が生体に必要なのだろうかと問いかけ、信号を速く伝えることが格別大事でない痛みの伝達には、比較的ゆっくり変化し、長期間にわたって持続的に働くC（細い）線維がまったく適しているかもしれない」と記述しています。

固有知覚に関係する骨格筋の筋紡錘から出る太い有髄線維は非常に速い速度で体の位置情報や運動状況を脳に伝え、筋肉にフィードバックして姿勢を保ち、行動しています。触覚や温覚を伝える感覚神経は、皮下で受けた機械的エネルギーあるいは熱エネルギーを電気エネルギーに変換して、脊髄のニューロンにシグナルを伝えています。その距離は長い場合には1mにもなります。神経終末に生じた膜電位の変化は、水面に生じた波紋が広がるにつれ弱くなって消えていくように、エネルギーを使って増幅しないと、距離が増すにしたがって弱くなります。電車が架線により電力を供給されて動くように、エネルギーが供給されないと長い距離を神経伝達することができません。そのため、ニューロンから出た神経線維は活動電位を発生できる軸索構造になっています。感覚受容器の入力で生じたある閾値以上の電気的エネルギーが感覚神経の興奮の引き金となって、それが軸索の細胞膜にそって伝わり、自動的に増幅されながら最後まで維持されます。

腰痛など、ある痛みを感じる時に「ピリッと電気が走る」という表現をすることがありますが、電線の中を電流が通るように神経線維の中を流れるのではありません。感覚受容器は、熱刺激の熱エネルギーや触刺激や圧刺激による組織の引っ張りやへこみで生じる機械的エネルギーを電気エネルギーに変換して、活動電位を発生させます。そして、その情報はすばやく体性感覚の最初の中継地である脊髄に伝えられます（図23）。後根神経節ニューロンや自律神経節のニューロンだけでなく、脳脊髄のニューロンが運ぶ情報は多種多様ですが、どんな種類の神経伝達も軸索の活動電位、細胞膜をはさむ電位変化というかたちをとるところは共通です。

正座をすると、なぜ脚がしびれるのか

正座をしていると、なぜ脚がしびれるのでしょうか。

脳の重量は１２００〜１５００ｇと体重のわずか２％ですが、酸素消費量は全体の20％、ブドウ糖の消費量に至っては60％となり、いつでも脳が働くことができる準備をしています。脳出血や脳梗塞で酸素の供給が絶たれた時、５分以内に再開されないとニューロンが死に、手足に後遺症が残ります。そして出血や梗塞の部位によっては長く続くと植物状態になり、さらに死に至ることになります。

末梢神経も同じです。感覚受容器にある一定の強さを超えた刺激が加わると、刺激のエネルギーを電気エネルギーに変換して神経を興奮させます。そのために、軸索は安静時にポンプでエネ

ルギーを使ってナトリウムイオンをくみ出して、静止膜電位を維持していつでも瞬時に反応できるように準備状態にしていなければなりません。神経と平行して血管が走っています。軸索には、エネルギーを産生し、供給する発電所、ミトコンドリアが配置されています。ミトコンドリアは血液から酸素とブドウ糖をもらってエネルギーを産生しています。

正座することにより、血流が絶たれた状態が長く続くと、この準備状態を維持することができなくなり、脚がしびれ、感覚がなくなります。正座をくずして血液がふたたび流れ始めるとジンジンといやな感じを経て感覚が戻ってきます。

先天性無痛症の原因はナトリウムチャネルの欠如

2006年になって、第1章でお話ししました先天性無痛症と同じ症状を示す家系が見つかり、その原因となる遺伝子が明らかにされましたので紹介しましょう。

何かにつけ痛みを感じるわたしたちにとって、痛みを感じない人は非常に珍しく、多くの人が関心を持ち、噂となり広がります。パキスタン北部に燃えさかる石炭の上を歩いたり、腕をナイフで切りつけたりしても熱さも痛さも感じない大道芸をする少年がいることがよく知られていました。その少年は14歳の誕生日を前に、無謀にも屋根から飛び降りて死んでしまいました。死後の解剖では末梢神経、脊髄、脳に異常は認められませんでした。この噂を聞きつけ、興味を持った医師が父親の家系を調べますと、３つの家族で14歳を前に死んだ少年と同じように生まれつき痛みを感じない子供が６人見つかりました。彼らは生まれてこのかた、体のどの部位にも痛みを感じたことがなく、唇には噛み傷がありました。全員に打ち身や切り傷があり、多くは骨折したり、骨髄炎を患っていたりしましたが、知能は正常でした。触ったり、くすぐったり、押したりする触や圧の知覚、温かい、冷たいなどの温度感覚や姿勢や手足の位置を知る固有知覚は保たれており、痛みだけ感じることができませんでした。

イギリスの研究者グループが先天性無痛症の子供の遺伝子を調べたところ、ナトリウムチャネルの遺伝子に異常があり、後根神経節で感覚情報の神経伝達に関わるナトリウムチャネルタンパクが作られていないことがわかりました。温度受容器のＴＲＰチャネルファミリー（図15）と同じように、ナトリウムチャネルNa_vは９種類の遺伝子からなる遺伝子ファミリーで、脳のさまざまな部位で発現し、神経の伝達に関わっています。先天性無痛症の原因は、後根神経節と交感神経節などごく限られた場所にだけ発現する７番目の遺伝子Na_v１・７タンパクが欠損していることでした。ナトリウムチャネルは遺伝子ファミリーで神経伝達の役割を分担していますので、この遺伝子のタンパクが作られない場合、知能に異常がなく、痛みだけを感じない先天性無痛症になるのです。

ふぐの猛毒に「あたって死ぬ」ことからはふぐは鉄砲、ふぐの刺身はてっさといわれています。ふぐ毒テトロドトキシンは卵巣と肝臓に含まれ、ナトリウムチャネルファミリーの多くの種類のナトリウムチャネルを阻害して知覚麻痺、筋肉の麻痺、自律神経障害を引き起こします。中毒が軽度な場合は、舌がぴりぴりしたり、指先がしびれたりする程度ですが、重い中毒では四肢の知覚障害、運動麻痺、症状が重症化すると呼吸困難、呼吸筋の麻痺で死に至ります。このことから、ナトリウムチャネルファミリーが神経伝達に重要であることがおわかりになると思います。

コカインから生まれた局所麻酔薬

局所麻酔薬としてはじめて使用されたコカインについて簡単に紹介しましょう。コカはアンデス山脈の斜面に生えている高さ2～3ｍの常緑低木です。アンデス山脈に住む人々は、コカの葉を噛むと疲労が回復し、忍耐力が促進され、気分が爽快になることをよく知っていました。コカの葉の主成分がコカインです。このコカインの医学応用を最初に思いついたのは、後年精神医学の新療法「夢判断」で有名になった若き日のフロイトです。フロイトはコカインの依存性や中毒性を知りながら、神経症の患者の治療に用いていたと非難されています。

みなさんは子供の時に洗髪の際に石鹼が眼に入ったり、風が吹いて眼にごみが入ったりした時に、非常に痛い思いを経験していることでしょう。表面でこれだけ痛いのですから、ましてや眼の内部にある濁ったレンズの水晶体を取り出す白内障の手術を無麻酔で行うことは患者にとっても、眼科医にとっても大変なことでした。フロイトはコカインを摂取した後、歯痛がしばらく治まることを知りましたが、コカインの精神作用に熱中し、その鎮痛作用には着目しませんでした。1884年、フロイトと知り合いだった眼科医は患者の眼にコカインの薄い溶液を1～2滴たらすだけで、患者に痛みを感じさせずに白内障の手術を行うことに成功しました。局所麻酔薬としてのコカインの登場は外科領域では画期的なことで、喝采を浴びて直ちに受け入れられました。喉の扁桃腺《へんとうせん》の手術や手足の切開など、エーテルで全身麻酔をする代わりに、コカインが局所麻酔薬として無痛の外科的処置に多大な恩恵をもたらしました。さらに、コカインの局所麻酔への応用は腰椎麻酔による下半身の手術にまで広がっていきました。しかし、コカインは局所麻酔薬としてすばらしい鎮痛作用を示しましたが、現在日本でコカインが麻薬に指定されているように、その副作用が大きな課題でした。そのため1905年以降、局所麻酔薬は合成化合物に取って代わられました。現在、わたしたちはさまざまな治療や手術で局所麻酔薬の恩恵を受けています。合成の局所麻酔薬は軸索の内側からナトリウムチャネルを阻害して、一時的に活動電位を発生させなくします。痛みが生じないのは先天性無痛症と同じです。軸索は細いほどナトリウムチャネルの数が少なく、活動電位による脱分極の影響範囲が狭いので、痛みを伝える線維のほうがより効きやすいのです。

2.5　痛みはどのように脊髄に伝えられるのだろう

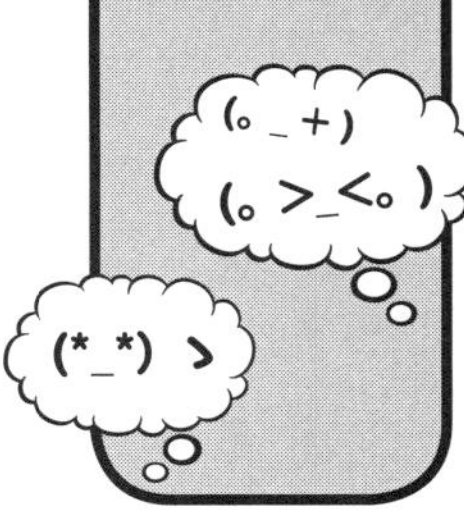

痛みの最初の中継地・脊髄とゲートコントロール説

最初に、熱いもの、冷たいものに触れた時に、その刺激がどのように伝えられるかおさらいしましょう（図1）。後根神経節にあるニューロンから出た神経線維はすぐに枝分かれして皮膚や筋肉に向かい、もう一方は脊髄に向かい、後ろ側から脊髄に入ります。蝶型をした灰白質の脊髄ニューロンは後角の浅いところから第Ⅰ層、第Ⅱ層と層状になっています。脊髄にあるニューロンは、皮膚などの末梢組織から感覚情報を入力する感覚神経の終末、後で述べる脳幹から入力する下行性疼痛抑制系のニューロンの神経終末、脊髄から脳に出力するニューロン（P）とその出力を制御する介在ニューロンの4種類があります（図24）。

無髄線維と有髄の細い線維は浅い層の脊髄後角ニューロンに体表の温度変化を伝えます。有髄の太い線維は脊髄後角の深い層に触刺激を伝えます。脊髄から脳に侵害情報を出力するニューロ

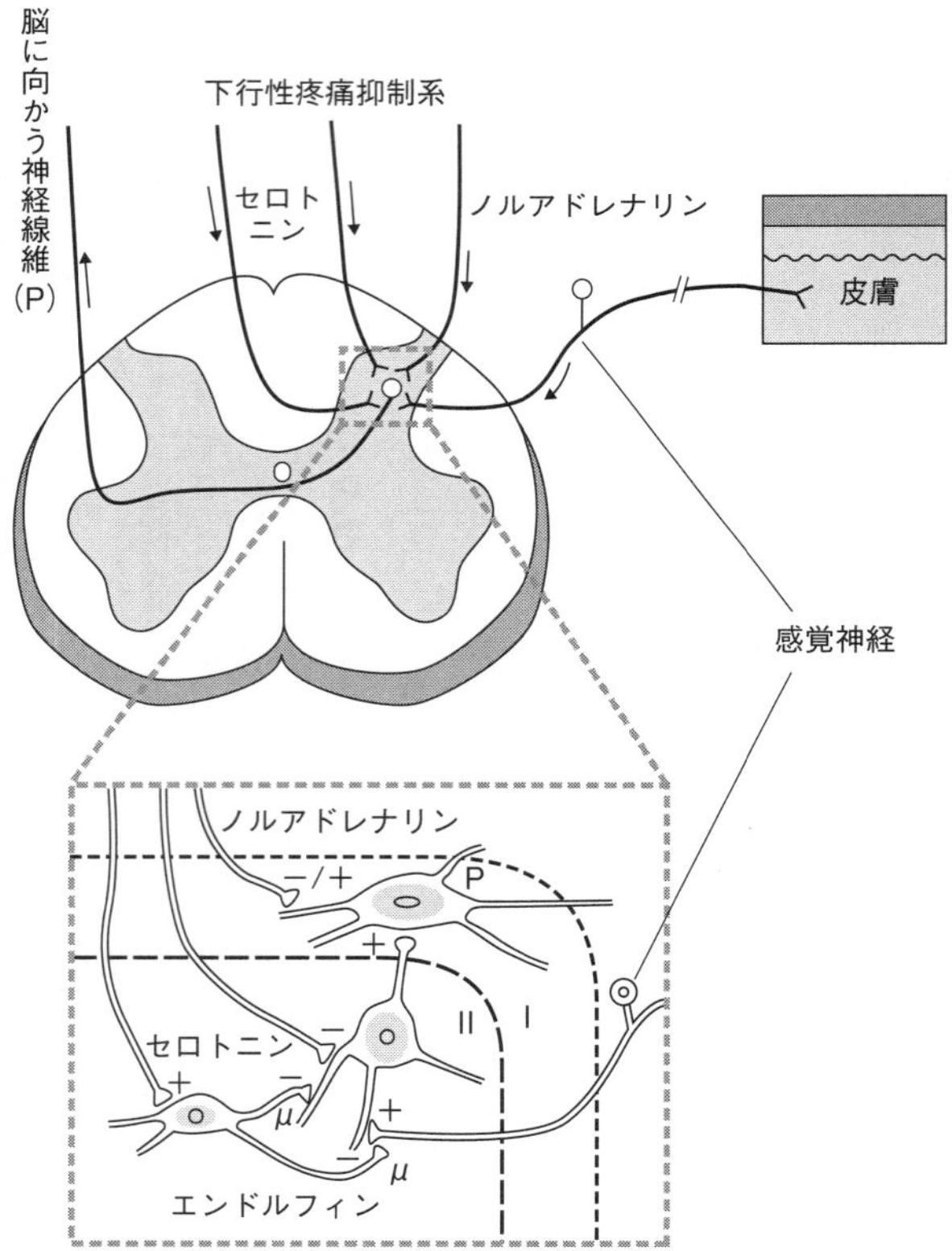

図24　脊髄後角での痛みの神経回路網

脳幹からの下行性疼痛抑制系のノルアドレナリンとセロトニン線維と脊髄のオピオイド受容体（μ）が痛みの脳への出力調節を行います。

（「Textbook of Pain」より改変）

ンは表層の第Ⅰ層にあり、第Ⅱ層には脊髄から脳に出力するニューロンの活動を調節する小型の介在ニューロンが密集しています。脊髄のニューロンが分布する蝶型の灰白質を取り囲む外側の白質は脳に情報を送る、あるいは脳からの情報を伝える神経線維の束で、前索、側索、後索に分かれています。温度変化や痛覚を伝える神経線維は反対側の前側索を通り（図14）、触覚刺激を伝える神経線維は同じ側の後索を通って感覚情報が脳に伝えられると考えられています。

１９６５年に心理学者のメルザックと生理学者のウォールはその当時の新しい発見として注目を集めていた下行性疼痛抑制系を取り入れた「ゲートコントロール説」を、痛みの新しい学説として発表しました。ゲートコントロール説は、感覚神経を介して伝えられる感覚情報を痛みを認識する脳の領域に伝えるか伝えないか、脊髄の門番の役割をするために、可変性のゲート機構があるという考え方です。脊髄には痛みだけでなく、触る、温かいといった痛みと関係ない刺激の情報も次から次へと入ってきます。そのような情報の中から脳に痛みを伝える侵害情報を出力するニューロンの興奮性を調節するために、ゲートコントロール説では第Ⅱ層をゲートの役割を果たす部位に設定しています。そして、脊髄が侵害情報を脳に送るかどうかの門番の役割として、下行性疼痛抑制系が痛みの閾値のレベルを調節しているという考え方（図24）は今も変わりありません。

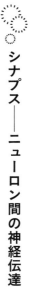

シナプス——ニューロン間の神経伝達

感覚神経が脊髄に到達した神経終末は脊髄ニューロンの樹状突起や細胞体とシナプスを形成して、皮膚などの末梢組織からの感覚情報を伝えます。陸上競技のリレーや駅伝と同じです。図23、24に示したように、シナプスは軸索端末が他のニューロンやその樹状突起と接して信号連絡をしている特殊化された接合部です。感覚神経線維のシナプス終末はシナプス前部、脊髄ニューロンの細胞体と樹状突起はシナプス後部となります。シナプスでは狭いシナプス間隙（20～50㎚）があるので、細胞膜上で連続して発生する活動電位による神経伝達ができません。軸索を伝わって神経線維のシナプス終末に到達した活動電位が引き金となって、シナプス終末から神経伝達物質のグルタミン酸が放出されます。グルタミン酸はまさにリレーのバトンや駅伝のたすきの役割をしています。グルタミン酸は脊髄後角ニューロンのシナプス後部の細胞膜にあるグルタミン酸受容体と結合して、脊髄のシナプス後ニューロンの電位変化を引き起こすことにより神経伝達が行われます。

活動電位を発生するナトリウムチャネルと異なり、グルタミン酸受容体のシナプス後電位変化は小さく、それ自身で自己増幅するほどの興奮はしません。シナプス後部の局所的な膜電位の変化の総和が同じ後角ニューロンの軸索にあるナトリウムチャネルを開くのに十分な大きさに達した時にはじめて活動電位が発生し、次のニューロンに神経伝達されます。

脊髄のグルタミン酸受容体は皮下の感覚受容器の役割をしています。受け取った情報を脊髄から送り出すニューロンが活性化されると脳に情報が伝えられます。脊髄と同じようにして、脳のいくつかの部位のニューロンをリレーして、最終的には痛みが大脳皮質の体性感覚野で認識されることになります。まさに駅伝の経路のように、痛みの伝達経路の途中でたすきを受け渡す脳の部位が中継地です。

脊髄には、感覚受容器から受け取った情報を脳に送り出すニューロン（P）以外に、送り出すニューロンに働きかけて門番の役割をする介在ニューロンがあります。痛い時に痛い部位をさすることで痛みが和らぐことがあります。反対に、帯状疱疹後神経痛では、肌着がふれる、さわるだけで強い痛みが生じます。このように、脊髄には体性感覚のさまざまな情報が集まり、大脳皮質に情報を伝えるかどうかの門番の役割をしているのです。慢性痛の患者では、この門番の監視がゆるくなって痛みを感じやすくなっている場合がありますので、その場合には、監視を強くして痛みを抑えることができます。痛みを感じやすい人は、生まれつき門番の監視がゆるいのかもしれません。痛みの感じやすさは後で述べることにしましょう。

第3章

痛みの中枢はどこにあるのだろう

3.1 痛みは脊髄から脳にどのように伝えられるのだろう

痛みの感覚と痛みに伴う情動、気分と感情

冒頭で正岡子規とがん患者の例で痛みには感覚成分と感情成分があることをお話ししました。痛みは生命体にとって迫りくるあるいは直接障害を及ぼす危険を知らせる警告システムとして最も基本的な感覚で、進化の過程で保存されてきました。大脳皮質が発達するにつれ、行動に感情が伴うようになります。情動、気分、感情は似た言葉であり、同じように使われていますが、次のように区別されています。情動は警告システムが作動した時に、無意識的に生じる動悸、血圧の上昇や発汗などの短期の生理的な反応に、気分は情動反応が長く続く状態に用いられます。感情は意識的な情動反応に用いられ、主観的になります。長く続く気分や感情は急性痛であれ慢性痛であれ、痛みの認識と痛みの処理に影響を与えます。動物では迫りくる生命の危険に伴う痛みの適切な予測は生存に欠かせないものですから、最初に痛い目にあったら次に痛い目にあわない

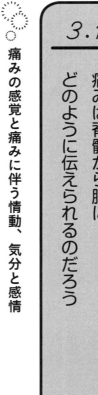

ように学習し、記憶され、時には遺伝し、動物の意思の決定の動機づけや行動の変化と結びついています。奈良公園のシカは観光客に近寄ってエサをねだりますが、野山にいるシカは人の気配を感じるだけで飛びはねて逃げ去ります。人の慢性痛の場合には、生命の危険を感じることはほとんどありませんが、慢性腰痛で紹介したように過去の記憶と合わさって、再発の恐怖が日常生活の行動と密接につながっています。

痛みに注意がいくと痛みが強まり、気がそれると弱まるように、痛みの認識は、その時の注意の度合い、精神状態、その人の過去の記憶をはじめ多くの因子により影響を受けます。対人関係、不安や抑うつ状態などが加わり感情部分の比重が大きくなる場合があり、難治性となります（図10）。痛みにとって重要かつ興味深い問題は、「侵害刺激を受けた時に活性化され、痛みを識別する共通の脳の部位があるのだろうか」「人によって、時によって痛みの感じ方が違うのはなぜなのだろうか」「急性痛が慢性痛に変わる時に脳の中にどのような変化が起きているのだろうか」「慢性痛の患者の感情面に関わる共通の脳の部位があるのだろうか、いいかえると痛みの司令部はあるのだろうか」など、取り上げるとわからないことばかりです。

痛みは他の感覚と比べると神経系の情報処理が非常にゆっくりしているので、脳のイメージング技術は侵害入力を処理する痛みに関連する部位を時間的要素に分解して解析するのに理想的な手段で、さまざまな角度から研究が進められています。１９９０年以降の脳の機能的イメージングの進歩は、それまでのサルを用いた実験、脳に損傷を受けた患者の臨床研究の蓄積と結びつき、脳科学の研究にルネッサンスの到来を告げています。痛みの情動反応や感情成分の解析にも明かりがさし始めています。

脳の構造と痛みの脳への伝達経路

脳のイメージングを理解するために、まず脊髄からの感覚情報が脳にどのように伝えられるかについて簡単に説明します（図25）。脊髄に続く脳幹は、全身の感覚・運動情報を脳のさまざまな領域に伝える神経線維と、脳で処理された情報を脊髄へフィードバックする神経線維と、脳から運動ニューロンに指令する神経線維の通り道です。脳幹は脊髄に続く延髄、知覚と運動機能を統合する小脳の出入り口にある橋《きょう》と中脳に分けられます。脳幹に続く間脳《かんのう》には視床《ししょう》と視床下部があり、視床は感覚情報の大脳皮質への中継地です。視床は間脳の背中側に位置する卵形の構造体で、嗅覚以外の感覚情報の大脳皮質への門番の役割をしています。視床痛という言葉で表されますように、視床が痛みの中心と考えられていた時期もありました。視床下部はストレスに関係するホルモン分泌や痛みに伴う血管収縮、拍動、発汗など自律神経系を制御しています。

大脳皮質は大脳の表面を覆う一枚の連続した灰白質で、ニューロンが層状に配置されていますが、前頭葉、頭頂葉、後頭葉、側頭葉に分けられます。大脳皮質には体性感覚野、運動野、視覚

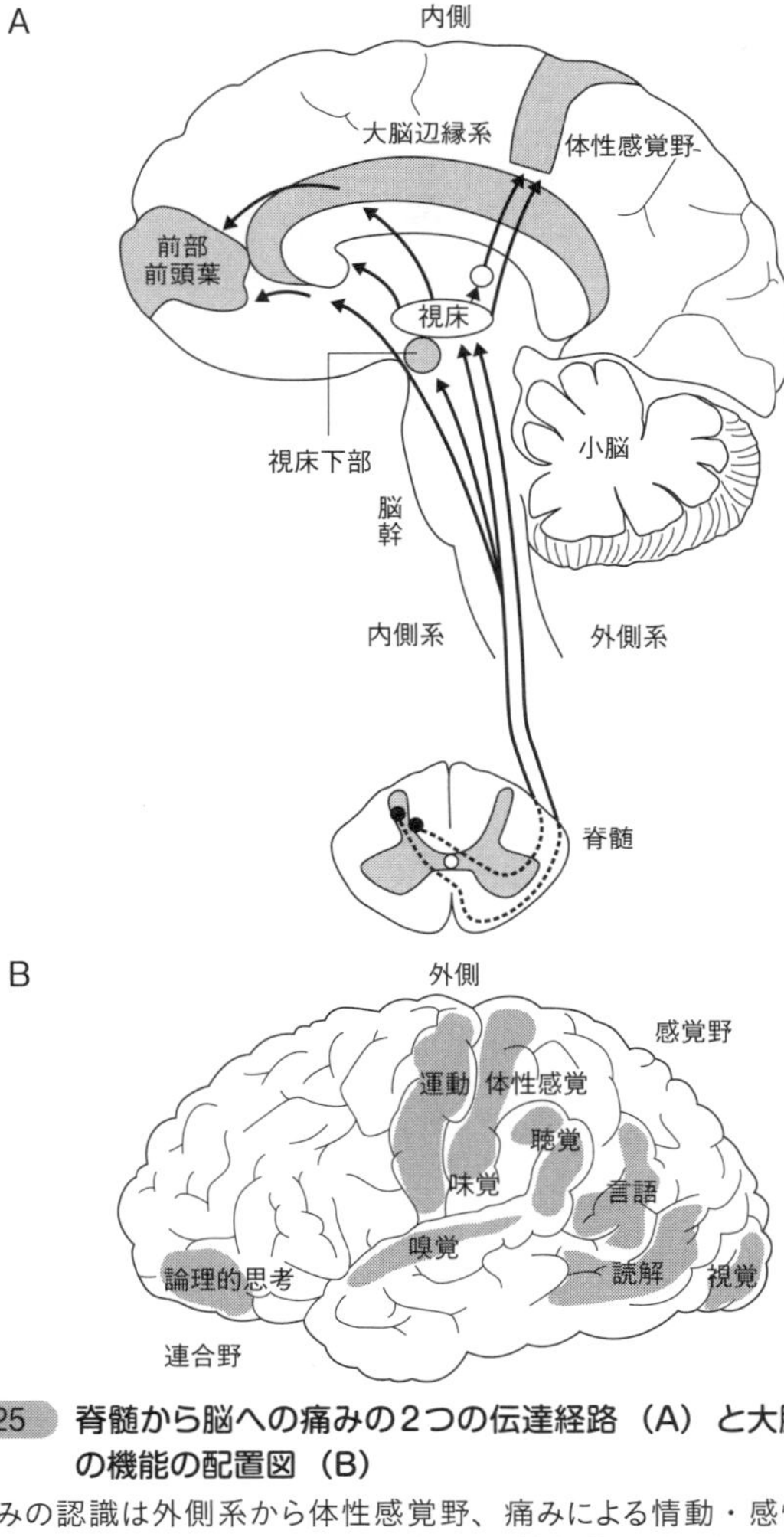

図25 脊髄から脳への痛みの2つの伝達経路（A）と大脳皮質の機能の配置図（B）

痛みの認識は外側系から体性感覚野、痛みによる情動・感情の変化は内側系から視床下部、大脳辺縁系、前部前頭葉へ伝えられる。

(J. Clin. Invest 120:3788-3797より改変)

野、聴覚野と決まった感覚情報を処理する部位と、意思決定と運動行動の制御をする前部前頭葉（前頭前野）をはじめ複雑な脳の統合機能に関係する連合野と呼ばれる部位があります（図25）。記憶形成に関係する海馬、恐怖や情動の表現に関係する扁桃体《へんとうたい》など、大脳半球の内部で左右の大脳半球をつなぐ脳梁を取り囲んでいる一連の構造は大脳辺縁系《だいのうへんえんけい》と呼ばれます。喜び、怒り、痛みなどの情動で主要な役割を演じるので〝情動脳〟と呼ばれることもあります。大脳辺縁系は嫌悪感や罪悪感の表情に出くわしたり、社会的あるいは道徳的な苦しみを体験したり、他の人が苦しんでいるのを見たり想像したりするなど、不快な状況に遭遇すると連携して活性化されます。これらの部位の反応は不快な状況だけでなく、快適な状況でも同様に生じています。痛みが長引くと扁桃体、海馬などの大脳辺縁系のさまざまな部位が活性化され、感覚成分だけでなく、感情成分が加わってきます。

痛みの脳への伝達経路は、脊髄後角のニューロンから出た神経線維が脊髄の正中線を越えて反対側の後方を上行して視床に終止して感覚－識別を行う外側系と、痛みに伴う感情－認識を行う内側系に分けられます。脳梗塞で体性感覚野に障害を受けた患者は痛み部位や性質をいえず、侵害刺激を加えられるとはっきりしない不快感を覚えます。内側系の情報は大脳辺縁系のさまざまな部位に広く伝えられています。前頭葉の切断術（ロボトミー）を受けた患者は手術後に痛みを感じますが、大きな痛み、苦しみ、悩みはなくなります。このように、痛みの感覚面と感情面では脳への伝達経路と到達する部位が異なっています。

痛みに関わる脳の部位のｆＭＲＩによる可視化

痛みの感覚成分に重要な役割をはたすのはいうまでもなくイオンチャネルをはじめとするタンパク分子ですが、もう一つの感情成分は経験を経て形成された脳の神経回路網が関係します。ニューロンの神経活動は生体が一日に使うエネルギーの約20％、その多くは静止膜電位の維持に使われています。そして神経活動に伴う細胞膜の膜電位の変化はエネルギー代謝の増加に反映されます。エネルギー代謝の増加にはとりもなおさず、脳の部位の血流量と酸素消費の増加、つまり活動している脳の部位が関係します。現在脳のイメージングに使用されている機能的磁気共鳴画像法（ｆＭＲＩ）は、脳の酸素消費の変化を見ることにより機能的な脳の神経活動を記録しています。

患者の痛みの種類、性質、時間経過に関係なく、共通して活性化される脳の部位が存在すれば、そこが痛みの中心であるという非常に単純な質問に答えを求めました。そして、熱の侵害刺激が加えられると、体性感覚野だけでなく痛みで活性化される脳の部位がｆＭＲＩでパッチ状にとらえられました。侵害刺激により連帯して活性化される脳の部位の集団は、痛みのネットワークとしてひとくくりにすると理解しやすくなります。脊髄から外側系により、視床から体性感覚野が活性化される部位の集団です。脳のそれらの部位を刺激すると、急性痛が誘発できます。痛みによってこれらの部位は、意識がない睡眠状態、昏睡や植物状態でも活性化されます。

慢性痛にはさまざまな原因があり、痛みの経過もさまざまです。次に、慢性痛に伴う感情に関係する共通の脳の部位、内側系から大脳辺縁系に至る共通の部位が活性化されていないかどうか、腰痛や帯状疱疹後神経痛などの慢性痛患者の脳の機能的イメージングが行われました。しかし、慢性痛の痛みでは原因、刺激の種類で異なる脳の部位が活性化され、活性化の度合いもばらばらであり、残念ながら、ｆＭＲＩでは慢性痛で共通して活性化される脳のパターンをつかまえることはできませんでした。

最近、これまでの発想とは全く正反対、つまり脳が活発に働いている時ではなく安静にしている時に活動するデフォルトモードネットワークと呼ばれる神経回路網があることがわかり、注目を浴びています。デフォルトモードネットワークは何も考えていない時、あるいは痛みと関係ないことを考えている時に活性化されています。反対に、痛みに注意が向いている時や作業をしている時には、活性化度が下がります。そして、痛みから意識がうすれてくると、デフォルトモードネットワークの活動はもとに戻っています。この新しいネットワークは、次に述べる下行性疼痛抑制系と関連付けて痛みとの強い関係が提唱されています。そこで、まず下行性疼痛抑制系について理解した後に、デフォルトモードネットワークをこの章の最後に説明しましょう。

3.2 痛みの中枢はどこにあるのだろう

痛みの司令部がある中脳水道周囲灰白質

人間の成長には成功体験が重要であるとよくいわれますが、動物やヒトの行動は脳でどのように動機付けられ、意思決定から行動に移すのかという研究は古くからなされてきました。中でも、パブロフがイヌに対してメトロノームの音を使って、唾液分泌を条件付けた動物実験は、初期の学習モデルとしてあまりにも有名です。餌をもらうという報酬は中脳のドーパミン系のニューロンから大脳辺縁系のある部位にのびる神経線維が関係し、行動としては尻尾を振るといったうれしさの感情表現として現れます（図26）。思いがけない餌をもらった場合には、餌をもらった時に大脳辺縁系でのドーパミンの分泌が増えます。餌がもらえる合図としてメトロノームの音で条件付けますと、メトロノームが鳴った時と餌をもらった時の両方でドーパミンの分泌が増えます（図27）。メトロノームの音で餌がもらえる条件付けがされてしまうと、メトロノームの音

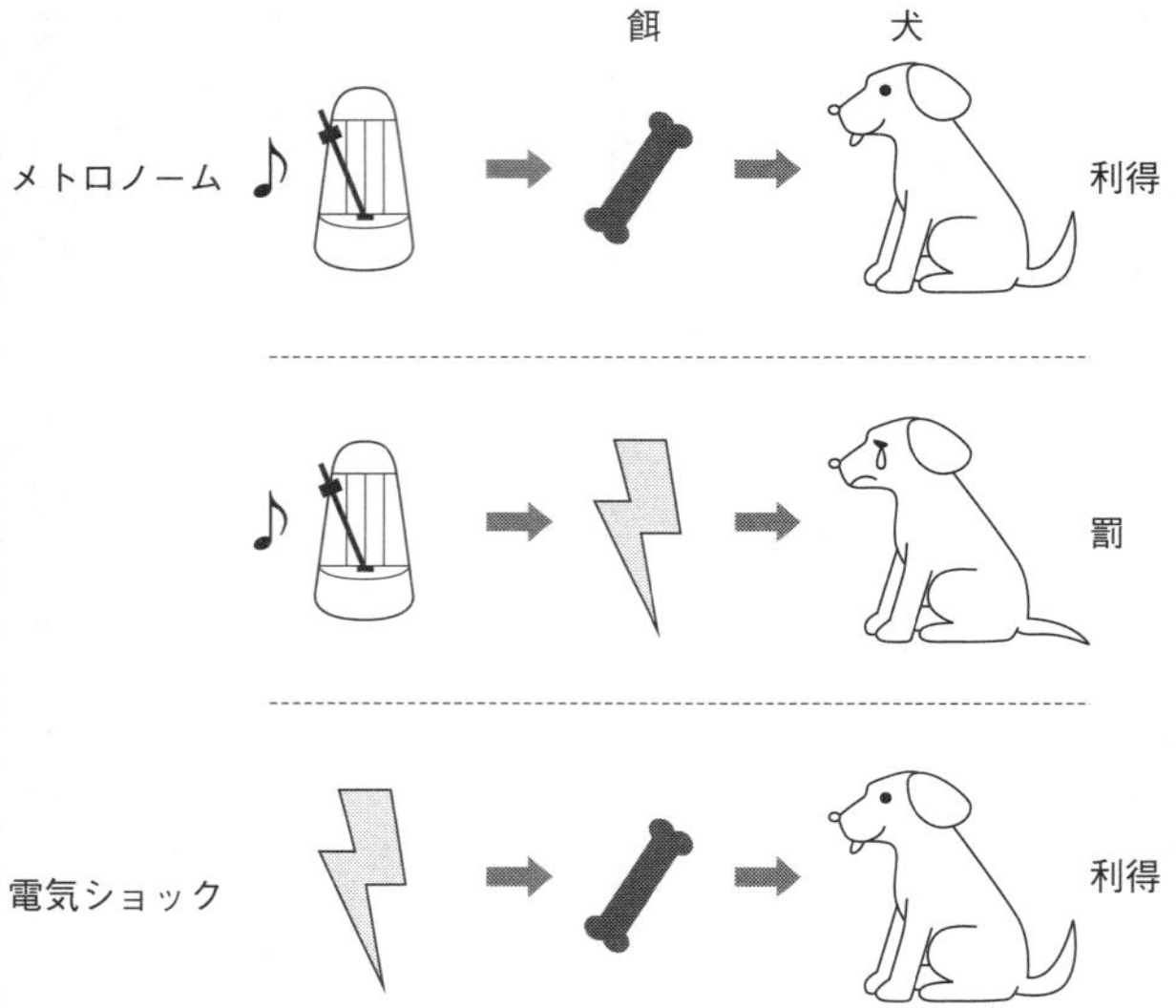

図26　パブロフの条件反射

メトロノームの音と餌あるいは電気ショックで利得と罰の条件付けができるだけでなく、電気ショックで餌を与える条件付けを行うと罰が利得に変わります。

の時にだけ、ドーパミンの分泌が増え、餌をもらった時にはドーパミンの分泌は増えませんでした。餌をもらうことが当たり前になってしまうのです。しかし、条件付けがなされた後、メトロノームの音が鳴っても期待した餌がもらえなかった場合には、メトロノームの音の時にドーパミンの分泌が増えましたが、餌の時には反対にドーパミンの分泌が減りました。脳の中でブーイングが起こっているのです。このように、ヒトを含めた動物は報酬（餌）にありつく期待値と実際に得られた報酬の

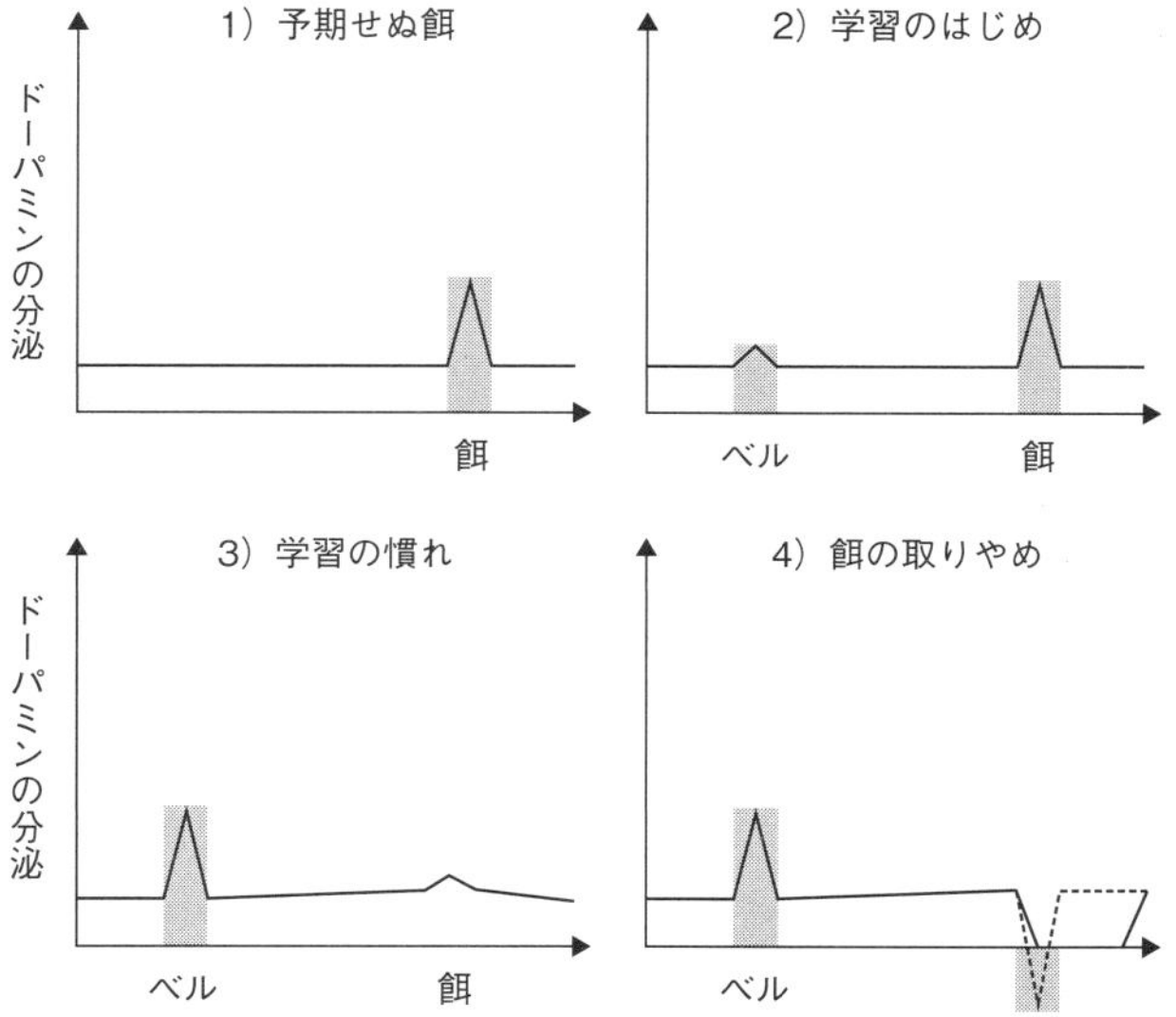

図27　利得の条件付けに伴う脳の部位からのドーパミンの分泌反応

（Curr. Biol. 24:S321-322より改変）

差による期待の誤りを学習して修正しています。恋愛状態にある男女の脳でも大脳辺縁系のこの部分のドーパミンが関係していることが知られています。大脳辺縁系の非常に小さな部位のドーパミンの分泌が動物の行動に反映される事実は、ヒトの心、感情とは何だろうかと考えさせられます。

慢性痛は炎症や神経損傷などの病的な要因だけでなく、過去の記憶、感情、痛みの受け止め方、遺伝的な素因などにより影響される侵害刺激に対する意識的な体験といえます（図10）。痛みを伴う電気ショックという侵害刺激（負の罰）を与えた場合には、反応の中心が中脳水道周囲灰白質《ちゅうのうすいどうしゅういかいはくしつ》（図28A）にあることが最近わかってきました。音を聞かせた後に電気ショックを与えて条件付けをすると、音を聞くだけで電気ショックに備える負の学習をします。音から予想される電気ショックの情報は前部前頭葉からきて、中脳水道周囲灰白質で脊髄からくる電気ショックの情報と統合されます。痛みの程度に応じて大脳辺縁系に情報が出されて行動の価値が再評価され、更新されます（図28B）。「餌をもらう前に、いつも電気ショック、熱刺激や強打などの罰を与えられた犬は痛みを伴う強い侵害刺激が餌の合図であるかのように尻尾を振る」とパブロフは著書『大脳半球の働きについて―条件反射学―』に記載しています。ほめて育てるのがいいのか、叱って育てるがいいのかは難しい問題です。

ヒトの場合はどうなのでしょう。痛みはどのような行動が自分に利益をもたらすのか、避けるべきなのかを判断する信号となります。痛みに関する学習とその罰は行動の意思決定に重要な影響を及ぼします。避けられない多くの痛みを伴う出来事のため、適応できない体験やストレスが慢性痛の引き金となり、維持されるのに重要な要因となります（図10）。以前にアメリカで痛み専門のペインセンターの診察や治療に立ち会う機会がありました。ペインセンターでは医師、臨床心理士、理学療法士などのスタッフが役割を分担してチーム医療を行っています。臨床心理士の方は、初めて受診した患者と30分以上面談するのですが、必ずベトナム戦争やイラク戦争など

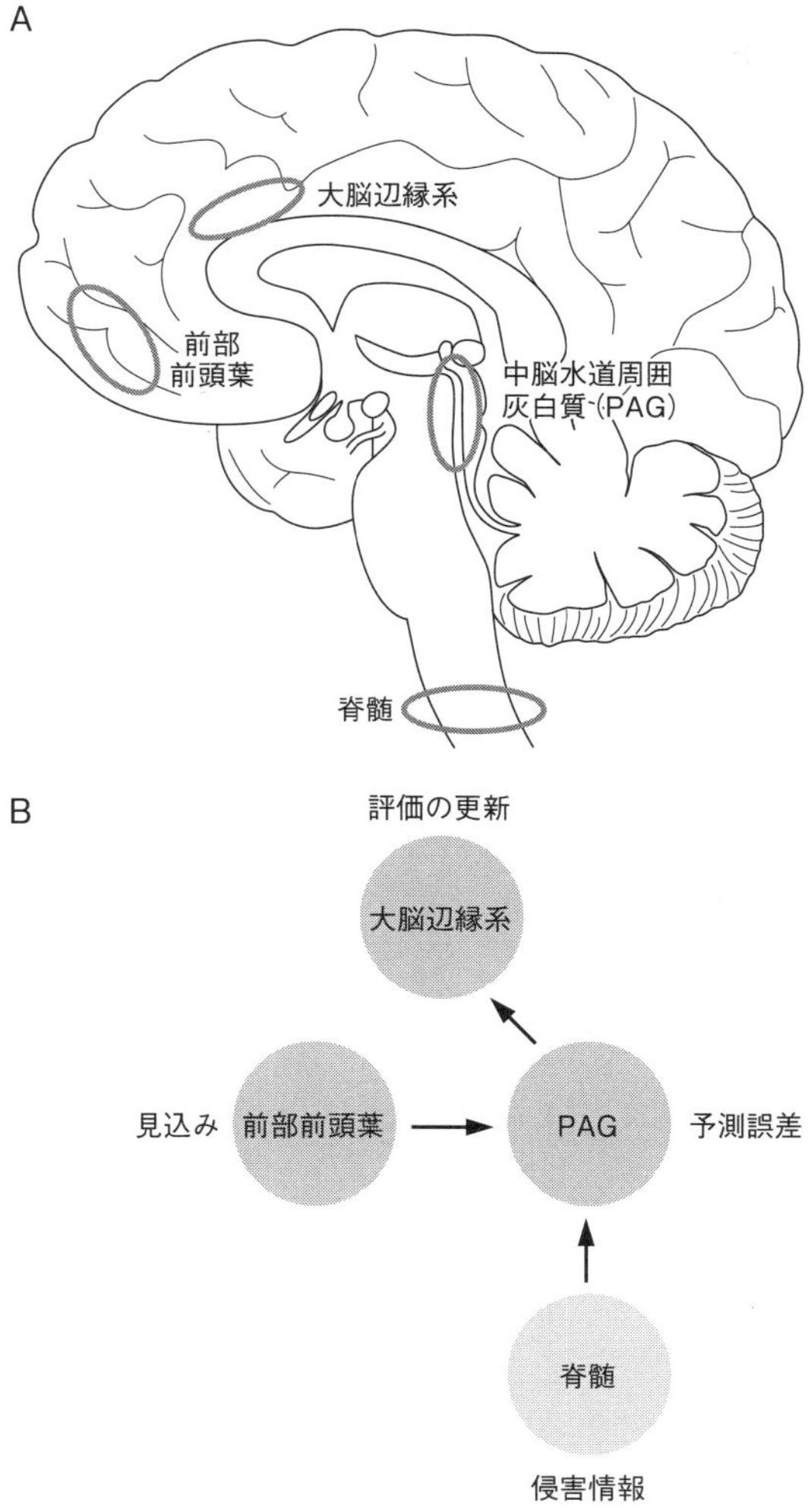

図28　痛みに伴う感情に関わる脳の部位（A）と役割（B）

(Nat. Neurosci. 17: 1438-1439より改変)

戦争体験を聞きますと話されたのが強く印象に残っています。慢性痛の状態では、予想するストレスや痛みと自分に受け入れられるものとのギャップを減らすために、ヒトは逃避したり、過剰な自己防衛の行動をしたり、出来事に対する否定的なゆがんだ解釈を引き起こしたり、うつ状態になったりします。中脳水道周囲灰白質は前部前頭葉で考えたことを脊髄に反映させる一方、侵害情報を脳に伝える門番の役割をする脊髄のゲートを適切に調節するのにいい位置を占めており、主観的な痛みの体験に影響を及ぼすことができる痛みの司令部といえるでしょう（図28）。

意識レベルの調節を行う脳幹は神経伝達物質の配送センター

麻酔下の手術で侵害情報が大脳に伝わらなければ、痛みが生じないことを述べましたが、気がまぎれていると痛みを忘れていることは皆さんもよく体験しているでしょう。脊髄や大脳皮質ではニューロンが集まって層構造で神経回路網を作り上げているのに対して、脳幹の中心部の神経回路網はニューロンからなる灰白質を形作らず、網目状になり神経線維束の白質と混在しています。眠っている猫の脳幹を刺激すると脳波が覚醒時の脳波に変化すること、脳幹の橋の下部の脊髄側を切断してもネコは覚醒していましたが、橋の上部の脳側で切断すると睡眠状態になったことから、脳幹のこの部分が意識レベルに関係しているとして脳幹網様体賦《のうかんもうようたいふ》活系《かっけい》と名付けられました。

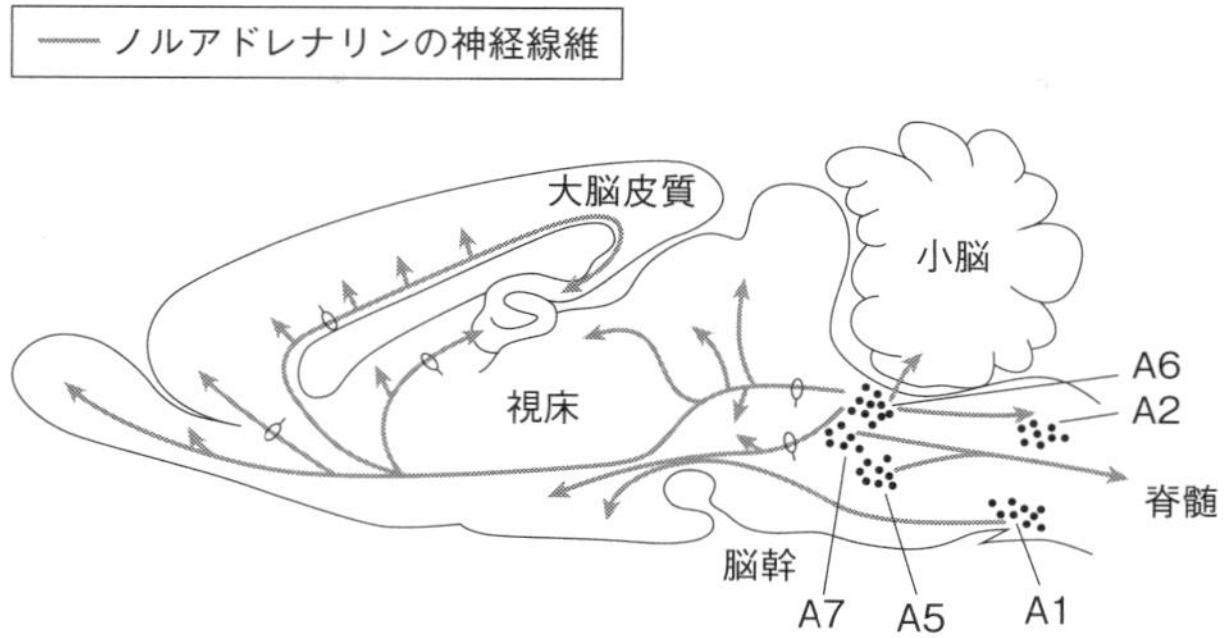

図29　ラット脳幹で神経伝達物質ノルアドレナリンを産生するニューロンと神経線維の走行

ノルアドレナリンを合成するニューロン（ドット）は脳幹にあり、A5とA7のニューロンは神経線維を脊髄に出して下行性疼痛抑制系として機能します。（「カンデル神経科学」46-2Aより改変）

網様体は入力される感覚情報を受け取り、意識や覚醒レベルの調節を行い、多種多様な情報源からの情報を統合して、感覚、運動、自律機能へ強い影響を及ぼすように構成されています。網様体は、報酬に関係するドーパミンだけでなく、セロトニン、ノルアドレナリン、ヒスタミンなどの神経伝達物質を含む細胞群とそれらから出る神経線維からなります。

図29はノルアドレナリンを合成するニューロンが脳幹の橋の部分にあり、合成されたノルアドレナリンが大脳のすべての領域に運ばれる一方、脊髄にも運ばれています。ドーパミン、セロトニン、ヒスタミンを産生する細胞も脳幹にあり、同じように大脳のさまざまな部位に神経線維を出しています。脳幹が意識レベルに関係していることは、花粉症などアレルギーで服用

する抗ヒスタミン薬が眠気を引き起こすことからも理解できます。セロトニンの神経線維はノルアドレナリンと同じように脊髄にも神経を出して痛みを調節しています（図24）。これらの神経線維は次に述べる下行性疼痛抑制系に関わっています。

神経伝達物質のドーパミン、ノルアドレナリンはアミノ酸の一つチロシン、セロトニンはトリプトファン、ヒスタミンはヒスチジンから簡単な酵素反応で合成されます。後で述べる興奮性伝達物質のグルタミン酸はアミノ酸そのものです。学校で人は万物の霊長と教えられてきたものとして、生体に豊富に存在するアミノ酸とその代謝産物で人の神経活動、精神状態や意識が制御されていることを不思議に感じるとともに、気分や感情は揺れ動くものだと納得させられます。

下行性疼痛抑制系はモルヒネの作用点

戦争中の兵士や競技中のスポーツ選手はけがをしても痛みを感じないということが報告されています。みなさんも、夢中になっているとけがをしていても痛みを感じず、傷口から出ている血を見て急に痛くなった経験があるでしょう。中脳水道周囲灰白質を刺激すると、脊髄からの侵害情報の脳への出力が抑制されました。動物は覚醒しているにもかかわらず、侵害刺激以外の外界からの刺激に対する反応には変化がなく、活動していることがわかりました。さらに、中脳水道周囲灰白質を刺激しながら開腹手術をすると痛みを引き起こさないことから、この方法は刺激誘発性鎮痛法と呼ばれました。中脳水道周囲灰白質以外の脳幹の部位を刺激しても同じように刺激誘発性鎮痛が生じました。これらのことから、脳幹から脊髄に神経線維を出して侵害情報の伝達を強力に抑制する経路は下行性疼痛抑制系と名付けられています。モルヒネの主な作用の一つが下行性疼痛抑制系を活性化させることで、少量のモルヒネを中脳水道周囲灰白質に注入すると鎮痛作用が生じます。

阿片（オピウム）はシュメール人により紀元前3300年頃に発見され、古代ギリシャ、ローマをはじめ地中海沿岸地域で広く使われていました。どの苦痛を軽減するのにも有効で2000年もの間、古代ギリシャ、ローマの時代からヨーロッパでは鎮痛薬として広く治療に用いられていました。阿片から取り出された強力な鎮痛薬がモルヒネです。阿片から名付けられたオピオイド受容体は、モルヒネの鎮痛作用と一致して、視床、中脳水道周囲灰白質や脊髄に分布しています。しかし、自然界の動物では阿片を作り摂取する確率はゼロであるにもかかわらず、モルヒネの受容体が存在することは、生体内にモルヒネのように鎮痛作用を持つ物質が存在して、下行性疼痛抑制系に作用して鎮痛作用するという推論に到達するのは当然の帰結でした。

モルヒネのように鎮痛作用を持つ、5から30のアミノ酸からなるペプチドが次々と見つけられました。これらは内在性オピオイドペプチドと呼ばれますが、その中でもモルヒネが作用する受容体に強力な作用を示したのは30個のアミノ酸からなるβ－エンドルフィンというペプチドでし

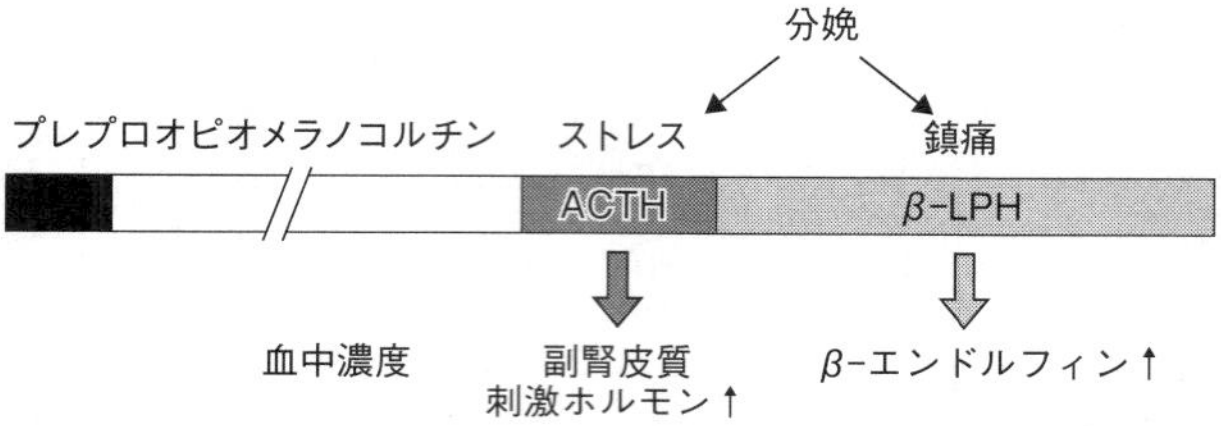

図30　ストレスと鎮痛に関係する重要な分子が1つの前駆体タンパク上に存在

分娩時のようなストレスの時には、前駆体プレプロオピオメラノコルチンが脳下垂体で合成され、副腎皮質刺激ホルモン（ACTH）と内在性オピオイドペプチドが大量に血中に分泌されます。

た。このペプチドはプレプロオピオメラノコルチンという非常に大きな前駆体タンパクから切り出されてできます。非常に驚いたことに、この前駆体タンパクは鎮痛作用を持つオピオイドペプチドだけでなく、副腎皮質ホルモンあるいはステロイドホルモンの産生を促進する副腎皮質刺激ホルモンも同じ遺伝子上にあり、切り出されることがわかりました（図30）。

副腎皮質ホルモンは朝起きる前に、一日の活動の準備のため血中濃度が上昇し、活動が軌道に乗る午後には下がるという日内変動をしています。さらに、面接や試験をはじめとして非常にストレスがかかる場合には、副腎皮質ホルモンは日常の20倍もの量が産生されます。このことは、痛みを和らげる内在性のオピオイドペプチドの量も同時に増えることを意味しています。例えば、お産の時に内在性オピオイドペプチドの産生が増えて、出産に伴う痛みを鈍く感じるようになります。同時に副腎皮質ホルモンの産生も高まり、痛みがストレスと密接に結びついていることがわかります。ストレスに対処できるように、人体はうまくできているのです。反対に、ストレスの時に副腎皮質ホルモンが適切に産生されず、うまく対応できない場合に、痛みに対する感受性が上がることが予想されます。

3.3 痛みはなぜ主観的なのだろう

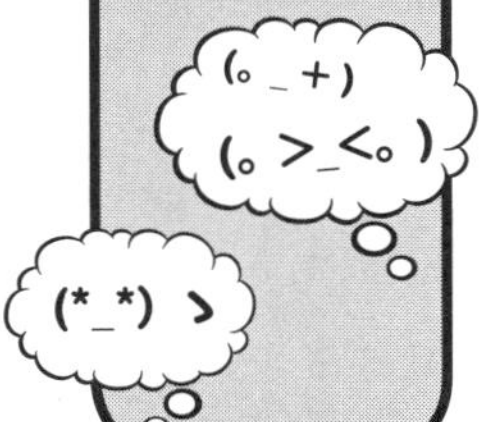

痛みには感覚面と情動・感情面の二面性があるとお話ししました。侵害刺激で侵害受容器が活性化され、大脳の体性感覚野に侵害情報が伝えられて、痛みを知覚します。侵害情報は自律神経系にも伝えられて、発汗、心拍数の増加や血圧の上昇など情動反応が無意識に起こります。意識は知覚、思考や行動など精神活動の多くの側面に必要ですが、神経系はさまざまな刺激からある一部の情報を抽出して他の多くを無視します。正確に述べると、わたしたちは脳に入るさまざまな感覚情報を同時に処理できるほどの能力がありません。そのため、痛みを含め意識的な知覚は

大脳皮質で認知される侵害情報とは質的に異なります。それゆえ、一人ひとりの意識的な経験は主観的なものであり、痛みの感情面は主観的にならざるを得ないのです。

安静時に活性化されるデフォルトモードネットワーク

パブロフの条件付けにはじまる神経科学では、刺激を与えて反応を見る、そして、ある仕事をしている途中の神経活動をｆＭＲＩの機能的イメージングで調べるということに焦点が当てられてきました。これまでの研究では、痛みを起こさせた時に特異的なシグナルをいかに取り出すか、すなわち、安静時のランダムな自発的な脳の活動をノイズと考え、これを減らして特異的なシグナルの比率、Ｓ／Ｎ比を上げることに精力が注がれてきました。しかし最近、これまでノイズと考えられてきた自発的な脳の活動が、デフォルトモードネットワークとしてとらえられて、着目されています。

大規模な脳の固有の神経回路網を研究するなかで、安静時に脳の自発的な活動が同期する空間的パターンが浮かび上がってきました（図31）。虹の色のように、活動が最も活発な時はドット部分が、最も不活発な時は斜線部分となるように表されています。脳が休んでいる時に大脳辺縁系の後部に一致して前部前頭葉の内側（左側の矢印の部）が活動しています。反対に、脳が活動している時には、これら2つの部位が同じように斜線部分の活動が低下していることが示されて

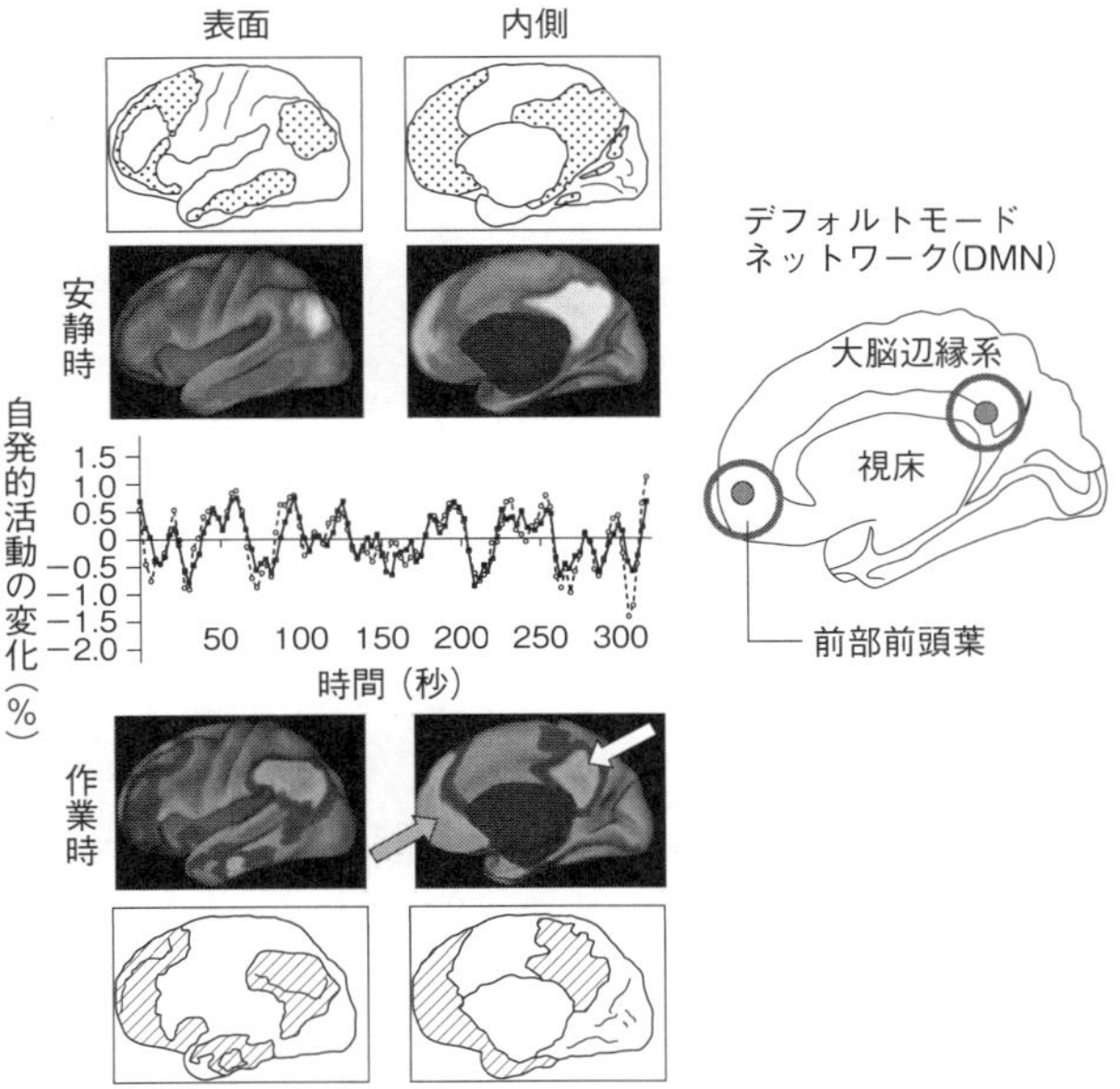

図31　デフォルトモードネットワーク（DMN）

安静時には前部前頭葉と大脳辺縁系の後部が連動して活性化（ドット部分）され、作業時には不活性化（斜線部分）されます。安静時の2つの部位の自発的な活動を折れ線グラフにすると同調しているのがより明らかにわかります。（Annu. Rev. Neurosci. 38:413–427より改変）

います。fMRIによる自発的な活動を折れ線グラフにして時間変化で表しますと2つの部位が同期していることがよくわかります。デフォルトモードネットワークのこのような活動の低下は、視覚、聴覚、触覚などの感覚情報や運動で脳の他の部位の活動が上昇する時、すなわち作業モードの時に見られます。脳は重量として体重のわずか2％に過ぎませんが、エネルギー消費は20％、体重あたり10倍のエネルギー消費を行っています。そして、驚くべきことに、そのエネルギー消費の多くは、安静時の自発的活動、つまりメインテナンスに使われているのです。

では、このデフォルトモードネットワークの機能は何なのでしょうか。前部前頭葉は感覚情報を受け入れ、大脳辺縁系、視床下部や中脳水道周囲灰白質に情報を流す部位であり、個人の人格に関わる社会的行動、気分の制御、動機付けなどに関わっています（図28）。実際、指に痛みの刺激が与えられるという予測や困難な言語の作業によって起こる不安や感情の変化が、前部前頭葉の活性レベルに直接影響することが報告されています。もう一つのデフォルトモードネットワークの部位は、大脳辺縁系の後部です。側頭葉の外側とともに、記憶の固定に関係しています。記憶の回路は夜に強く活動し、昼間は活動していないというように、一日のうちで活動状況が変動します。このネットワークは昼間活動した体験をとりまとめて、毎晩リセットしていることになります。試験前に一夜漬けで徹夜するより、明け方短時間でも仮眠すると記憶が定着し、成績がよくなることと関連しているのかもしれません。そして、重要なことは、デフォルトモードネットワークは特定の仕事の作業と関係なく、活性が高い基底状態にあり、わたしたちは脳の部位の活性をわずかに変化させて、作業モードの活性化に対応しています。このネットワークの機能は決して途切れることなく、慎重に活性を上げたり下げたりしています。

このように、感覚−識別だけでなく、感情−認識を担当する皮質部分は小さな領域がパッチワーク状に点在していることがｆＭＲＩでわかってきました。脳幹から大脳のさまざまな部位に神経線維を出して意識レベルを調節していることを前述しました（図29）。大脳半球内でも視床から放射状に大脳皮質と結合する神経線維や感情や意思決定に関係する部位を結ぶ連合線維が縦横に走っています。線維筋痛症などの慢性痛で、痛みと関連する部位の減少がいわれていますので、脳の小さな領域を連合する神経線維の減少や異常が慢性痛で見られるのかもしれません。

痛みの強さのゆらぎとマインドワンダリング

わたしたちは脳に入るさまざまな感覚情報の洪水の中で、選択的にある情報に注意を向け、残りを無視することができます。例えば、繁華街の人ごみの中で待ち合わせの友達を簡単に見つけることができますし、駅の騒音の中で知りたい情報だけをピックアップすることもできます。このように、同時に起こっている情報を選択的に処理する過程を〝注意〟といいます。いかなる瞬間でも脳のごく一部のネットワークしか活性化されておらず、それ以外の活動は排除されています。そのため、ヒトの脳は、テレビの番組を見ている時のように、無意識に注意を向ける時と、向けない時を繰り返しています。このことはマインドワンダリングと呼ばれますが、小中学校の授業の途中に、窓の外を見たり、休憩時間や放課後に何をしようか考えたりしている時に、急に先生にあてられてどぎまぎしたことを思い出すでしょう。

痛みの注意とデフォルトモードネットワークは相互作用します。最近、痛みに注意が向いているか、いないかに関わる3つのネットワークがあることがわかってきました。1つ目がデフォルトモードネットワーク、2つ目が痛みに意識がいっている時の作業モードネットワーク、3つ目が下行性疼痛抑制系です。痛みがない健康な時は安静時に、デフォルトモードネットワークが図31のようにドット部分が活性化されます。痛みに注意が向いている時は、作業モードネットワークが活性化して、下行性疼痛抑制系とデフォルトモードネットワークの結びつきが弱くなっています。痛い状態はあっても、痛みから気がまぎれている時は下行性疼痛抑制系が強く働き、デフォルトモードネットワークとの結びつきが強まっています（図32A）。

この章の終わりに、ゲートコントロール説に代表されるこれまでの考え方を簡単におさらいします。痛みは細い無髄の感覚神経を通じて直接あるいは介在ニューロンを介して、投射ニューロンを興奮させます。一方、下行性疼痛抑制系のセロトニンやノルアドレナリンは脊髄後角の第Ⅱ層にある介在ニューロンの興奮性に対して、直接あるいはオピオイド受容体を発現している介在

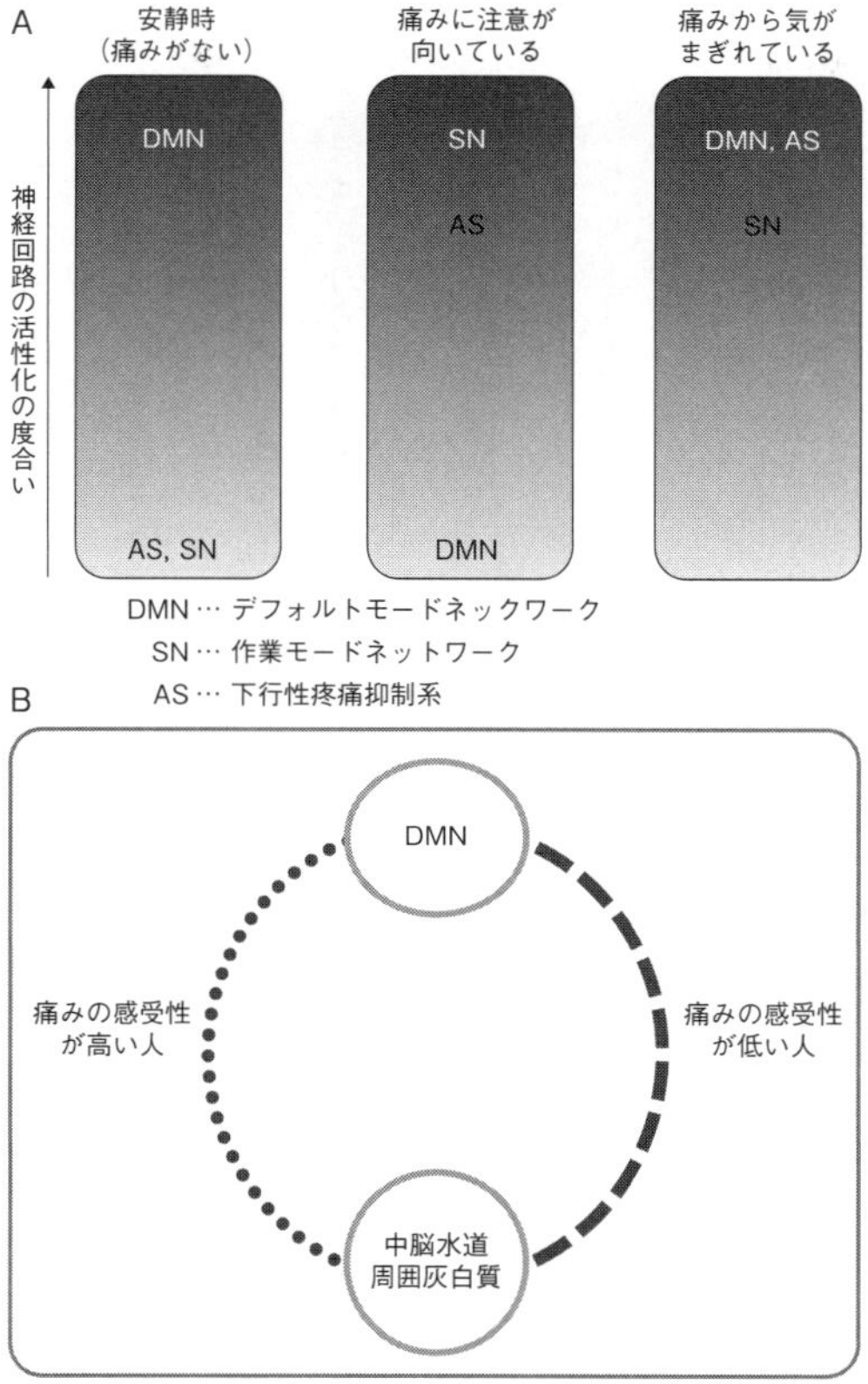

図32　**デフォルトモードネットワークの痛みの感じ方への影響：ペインコネクトーム**

A：痛みの状態によるDMN：デフォルトモードネットワーク、SN：作業モードネットワーク、AS：下行性疼痛抑制系の活性化の度合いの変化を示しています。

B：デフォルトモードネットワークと中脳水道周囲灰白質との連結と痛みの感受性。痛みに敏感な人はその連結が弱く、痛みを感じにくい人はその連結が強い。

（TINS38:86-95より改変）

ニューロンを介して脳に侵害情報を送るニューロンの活動を調節します。オピオイド受容体を活性化させるのは、内在性オピオイドペプチドβ-エンドルフィンです。これらの総和によって脊髄での痛みの感受性のレベルが決まります（図24）。このような従来の考え方に加えて、最近では、痛みが強くなったり感じなくなったりするのは、下行性疼痛抑制系とデフォルトモードネットワークの連結の強さの変動によるという考え方が提唱されています（図32B）。痛みに対する感受性の高い人はこの連結が弱く、感受性が低い人はこの連結が強いことになります。デフォルトモードネットワークの前部前頭葉や大脳辺縁系と脊髄をつなぐ中脳水道周囲灰白質が、痛みの司令本部としてfMRIでとらえられ、主観的な痛みとの関係が明らかにされはじめているのです。

第4章

なぜ痛みは増強し、持続するのだろう

4.1 なぜ痛覚過敏反応は生じるのだろう
——皮膚での末梢性感作

(。_+)
(。>_<。)
(*_*) >

みなさんは、冷たいものを飲んで歯がしみる、海水浴の後温い風呂が熱い、捻挫をして足が腫れて歩くのも触るのも痛いという経験をお持ちでしょう。皮下の侵害受容器（図23B）で電気エネルギーに変換された侵害情報が感覚神経を通って脊髄への入力が増えることにより、痛みが増強します。このように、歯や皮下で起こっている変化を末梢性感作と呼びます。

もう少し詳しくお話ししますと、熱、機械的、化学的な侵害刺激が受容器で電気エネルギーに変換され、受容器電位が発生します。皮下の感覚線維の先端にあるナトリウムチャネルは受容器電位より活動電位を発生して、その侵害情報が脊髄に伝えられます。受容器電位の発生がなくなると痛みはなくなりますが、侵害受容器が刺激に敏感になり、受容器電位が持続して発生すると痛みが持続することになります。受容器電位の発生がなくても、感覚神経が活動電位を発生しやすくなる場合も痛みが生じます。軸索で活動電位を発生させるナトリウムチャネルと現在わかっている熱侵害受容器TRPV1が、どのように痛みを増強させているのかお話しします。

遺伝性有痛症患者とナトリウムチャネル

２００６年にパキスタンで見つかった先天性無痛症の患者はナトリウムチャネルファミリーの１つNa_v１・７が後根神経節やその神経線維に発現していないことが原因でした。その後の調査で、７ヵ国の９家系でNa_v１・７チャネルの欠損で先天性無痛症になる患者がいることがわかりました。先天性無痛症の患者は、後根神経節や感覚神経などの神経系に異常が見つかりませんでしたので、ヒトではナトリウムチャネルファミリーの中のたった１つのタンパクNa_v１・７のできないことが痛みの発生に重要な役割をすることが明らかになったのです。

先天性無痛症がNa_v１・７チャネルの欠損によることがわかる2年前の２００４年に、中国人の家系の中に、運動したことや少し手足が温められることが引き金となって、両方の手足が焼け付くように痛み皮膚が赤く熱を帯びる発作が数分から数時間つづき、冷やすことで発作が軽くなる患者がいる家系が報告されました。この遺伝的に痛みが生じる原因が、Na_v１・７の１つのアミノ酸が別のアミノ酸に変わっているためであることがわかりました。この遺伝性有痛症のお話をする前に、まず、ナトリウムチャネルタンパクについて説明しましょう。

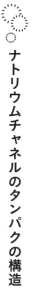

ナトリウムチャネルのタンパクの構造

ナトリウムチャネルは約2000個のアミノ酸からなる分子量27万のとてつもなく大きな細胞膜のタンパクです。第3章のモルヒネのところに登場し、図30に示していますす内在性オピオイドペプチドβ－エンドルフィンはたった30個のアミノ酸でできていますから、その60倍以上の大きさになります。興味深いことに、図33Aの中央に示しますように、構造がよく似た4つの機能領域（ドメイン）Ⅰ－Ⅳがあり、4つのドメインが寄り集まって（図33Aの右）、そのまん中にナトリウムイオンが通る穴（図33Aの左）を形成しています。それぞれのドメインを拡大すると、いずれも細胞膜を6回突き抜けるアミノ酸配列（セグメント）1－6からなる共通の構造、機能を持っています。それぞれのドメインの4番目のセグメントにある正に帯電したアミノ酸残基は、細胞膜の電位センサーの役割をしています。

熱侵害受容器のカプサイシン受容体が熱刺激で活性化されて受容器電位が発生し、静止膜電位が正の方向に変化して膜電位がある閾値を超えると、ナトリウムチャネルの電位センサーが感知してナトリウムイオンを通すゲートが開くように制御されています。指先の切開や歯の治療の場合には、処置をする場所に局所麻酔薬を注入して、神経線維上のナトリウムチャネルが活性化されないようにして、一時的に痛みを感じない状態にしています。無痛分娩の際には腰部の脊椎の

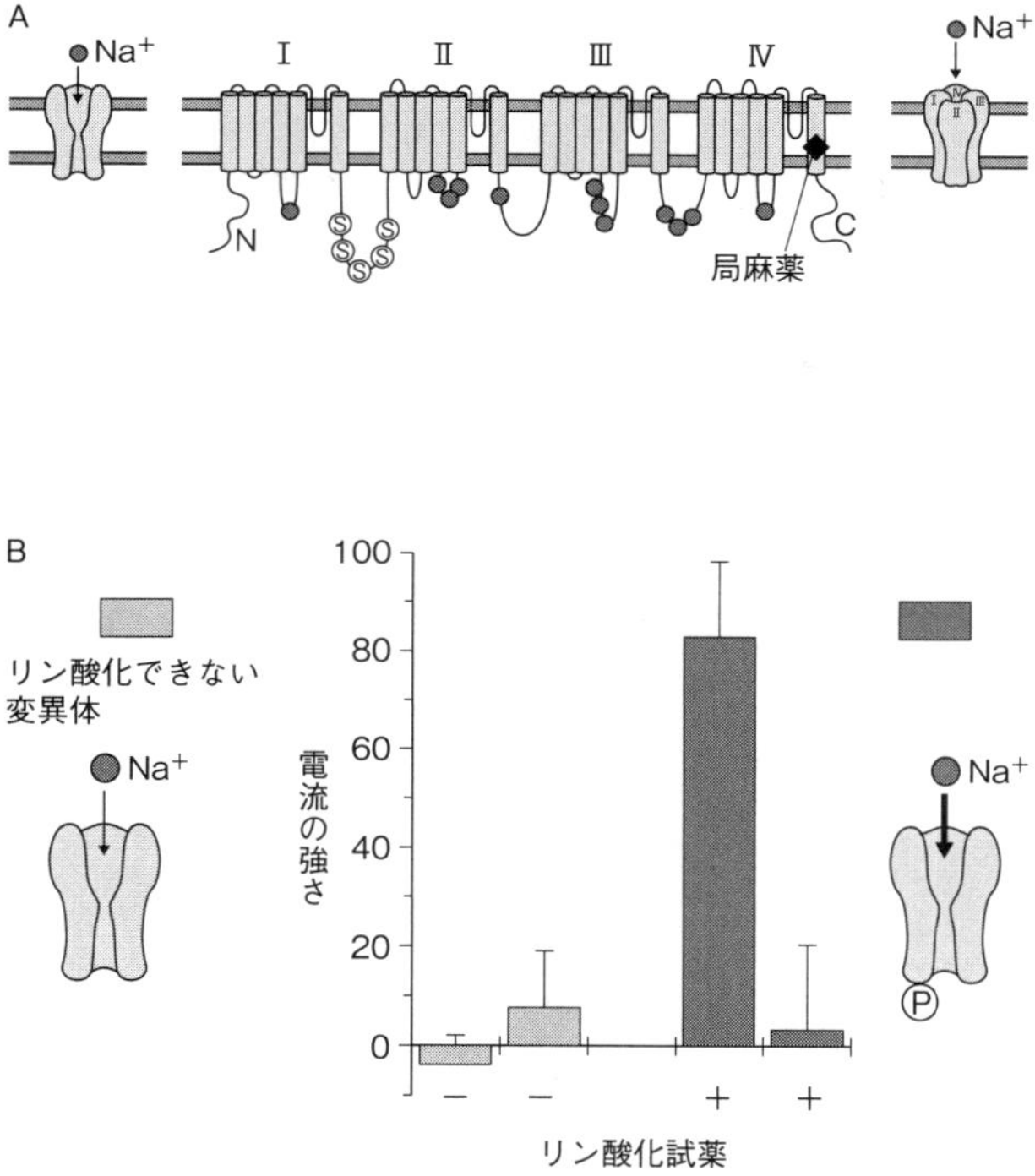

図33 **ナトリウムチャネルの構造とリン酸化によるチャネル活性の増強**

A：ナトリウムチャネルはⅠからⅣのドメインからなる大きな分子で、1分子でイオンチャネル機能を持つことができます。●は遺伝性有痛症の患者の家系のアミノ酸変異の位置、Sはリン酸化されるセリン残基の位置、◆は局所麻酔薬が結合する位置を示しています。

B：ナトリウムチャネルのリン酸化による電流の強さの増強。リン酸化できない変異体では電流の増強は起こりません。

(Trends Neurosci 30:555-562、J. Physiol. 516:433-446より改変)

中の硬膜外腔に局所麻酔薬を注入すると、意識を保ったまま下半身を無痛状態にできます。第2章のコカインの項で詳しく述べました。局所麻酔薬はⅣ番目のドメインにある1つのアミノ酸に細胞の中から結合してナトリウムイオンが通る穴をふさぎ、ナトリウムイオンを通せなくして活動電位が発生できないようにすることによって、痛みが生じないようにしています（図33A）。

ナトリウムチャネルアミノ酸一つの変異で生じる遺伝性有痛症

遺伝性有痛症の患者は熱の刺激で両方の手足が焼け付くような痛みの発作が起こりますが、起立性の貧血や胃腸障害などの自律神経系の異常は見られませんでしたので、体性感覚の異常であると考えられました。この家系はNa_v1・7のイオンチャネルのⅡ番目のドメインの4番目と5番目のセグメントの間の細胞内ループにあるアミノ酸の一つロイシンが正電荷を持つアミノ酸ヒスチジンに変わっていました（図34A）。このたった一つのアミノ酸の変異が、この家系の熱刺激が引き金となって痛みが生じる病気の原因であることがわかりました。また、この家系以外にもNa_v1・7のイオンチャネルが活性化され有痛症となる家系が少なくとも15見つかり、患者が77名いることもわかっています。いずれも常染色体優性遺伝です。そのような家系でどこのアミノ酸が別のアミノ酸に変異しているのかを図33AのNa_v1・7の構造の中にグレーの●で示しています。どの遺伝性有痛症の家系の原因もたった1つのアミノ酸の置換です。

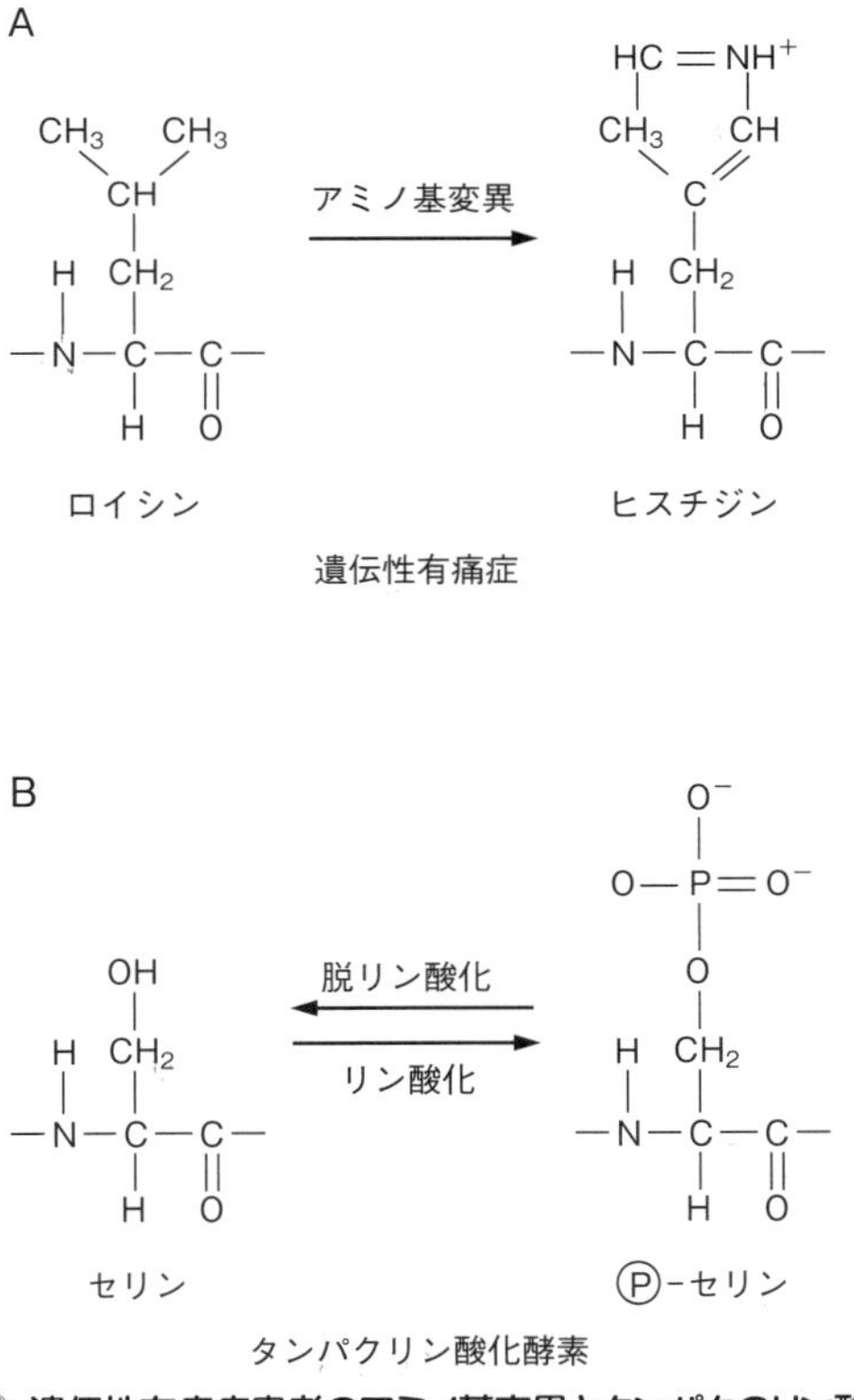

図34　遺伝性有痛症患者のアミノ基変異とタンパクのリン酸化反応

A：遺伝性有痛症のある家系ではNa_v1.7遺伝子の変異でそのタンパクのアミノ基がロイシンからヒスチジンに変異しています。

B：生体はセリン残基の水酸基のリン酸化と脱リン酸化でタンパク機能を調節しています。リン酸化反応を触媒する酵素はタンパクリン酸化酵素です。

ヒトの遺伝子約2万1500個の全遺伝情報は22の常染色体とXYの性染色体DNAの約30億個の塩基に保管されています。1塩基をコンピュータの2ビットとするとたかだか1ギガバイトの情報ということになります。現在だと、1000円くらいで買える市販のUSBメモリーのサイズです。ヒトの46本の染色体にある塩基は1本鎖あたり約30億個ですが、細胞はすべて同じ遺伝情報を持っていますので、細胞が分裂するたびに、すべての染色体DNAを正確かつ迅速に複製しなければなりません。DNAの複製は完全ではなく、間違いがときたま起きると自分で間違いに気づいて修復をしています。しかし、その修復も完璧ではなく、10億個に1回の確率で塩基の間違いが生じます。ほとんど大部分の間違いはタンパクの機能に影響しません。しかしたまたま、ある臓器の細胞で起きた塩基の間違いで運が悪ければ、がんになることがあります。卵や精子の複製の場合には塩基の間違いが子孫に遺伝します。

遺伝子の複製時の読み違いはどの塩基でも同じ確率で起こると考えると、痛覚異常が生じるNa_v1・7のイオンチャネルのアミノ酸の変異地図のグレーの●（図33A）はチャネルの機能に重要な役割をする部位を示しています。遺伝性有痛症の患者のアミノ酸の変異の多くはナトリウムイオンの通り道で起こっています。例えば、どのドメインでも4番目と5番目のセグメントの細胞内ループ、それからⅢ番目とⅣ番目のドメインのつなぎ目で変異が起こっています。この部分はナトリウムチャネルが活性化された後、元の状態に戻るのに重要な部分だとわかっています。局所麻酔薬はナトリウムイオンの通り道の1つのアミノ酸に結合して穴をふさぐことにより無痛状態にします。反対に、通り道のアミノ酸に変化が起きるとナトリウムイオンの通り道に漏れが生じて、遺伝性有痛症の原因となります。現在、原因が不明の有痛性の末梢性神経障害患者の30％はNa_v1・7のイオンチャネルの活性化によると推定されています。ここで強調しなければいけないことは、約2000個のアミノ酸からなる非常に大きなタンパクNa_v1・7のたった1つのアミノ酸が変わることで痛みを伴う遺伝病になるということです。

タンパクのリン酸化は生後に起こるアミノ酸の変異

食事をした直後にインスリンが分泌され、血液を流れるブドウ糖はグリコーゲンや脂肪酸に変換され、脂肪酸は中性脂肪として貯蔵されます。インスリンにより食事で上昇した血糖値は2時間以内に空腹時の血糖値レベルに戻ります。血糖値が戻らない場合、2000万人ともいわれる糖尿病かその予備群です。反対に食後数時間経過しますと、グリコーゲンを分解し、中性脂肪を分解して貯えたエネルギーを利用します。このような代謝の変化は、血液を流れるホルモンが細胞膜にある受容体に結合して、ブドウ糖を代謝する酵素タンパクの酵素活性を活性化状態と不活性化状態にすることにより行っています。血糖値を調節するホルモンはセリンのような水酸基を持つアミノ酸に負電荷を持つリン酸基をつけはずしすること（図34B）で、酵素タンパクの活性化状態を調節しています。このことはタンパクのリン酸化と脱リン酸化といい、そしてリン酸基をつける反応を触媒する酵素はタンパクリン酸化酵素あるいはプロテインキナーゼと呼ばれます。

ナトリウムチャネルの細胞の内側にあるアミノ酸をつぶさに調べると、図33Aに示すドメインのI番目とII番目の間に水酸基を持つセリン（S）残基が5つ見つかりました。予想通り、タンパクリン酸化酵素を活性化させる薬剤により、ナトリウムチャネルはリン酸化されて、電流が増加しました（図33B）。5つのセリン残基を水酸基を持たないアミノ酸に置換した変異体では、リン酸化による電流の増加が見られなくなりました。タンパクのリン酸化はナトリウムチャネルのアミノ酸の性質を変化させて、そのチャネル活性を変化させました。このように、わたしたちの体の機能は、電灯のスイッチのように、意外なほど簡単な仕組みによりスイッチがオン・オフされています。ナトリウムチャネルの1つのアミノ酸の変異が遺伝性有痛症の原因であるとお話ししましたが、タンパクのリン酸化はまさに生後に起こる可逆的なアミノ酸の変異といえるのです。

炎症に伴う痛覚過敏反応

最近は海水浴の前だけでなく、外出前にも日焼け止めクリームをぬることで日焼けによる炎症が起きないようにしている人が多いです。子供のころ、夏に海水浴に行った後、いつもは気持ちよく入っていたお風呂の温度で、動くと痛いのでじっとしていたという経験をしたことがあると思います。熱の侵害受容器はカプサイシン受容体です。そこで、海水浴の後、風呂に入った時に、通常なら気持ちがいい温度40℃から41℃のお風呂がなぜ熱く感じるのか、つまり痛覚過敏反応が生じるのか、具体的に考えてみましょう。

日焼けをしていない場合には、熱く感じはじめる41℃くらいのお風呂に入ると、皮下の自由神経終末にある多くの温度感受性のイオンチャネルが開きはじめます。熱の刺激によって神経線維が活動電位を発生するのに十分なカプサイシン受容体TRPV1のイオンチャネルが開くと、活動電位は軸索上を伝わって脊髄後角に温度情報が伝えられます。夏の太陽の下、強い日差しや紫外線で皮膚に炎症が生じますと、さまざまな化学物質が炎症部位に遊離されます。炎症時の発熱や痛みに中心的な役割をするのがプロスタグランジンE_2（PGE_2）という化学物質で、アスピリンはそのプロスタグランジンE_2の産生を抑制することにより鎮痛作用を示します。まずプロスタグランジンとは何なのか、どのように合成されるのかお話ししましょう。

アスピリンの鎮痛作用はプロスタグランジンE_2合成の抑制

プロスタグランジンの出発材料は、炎症に伴って細胞膜から切り出された不飽和脂肪酸のアラ

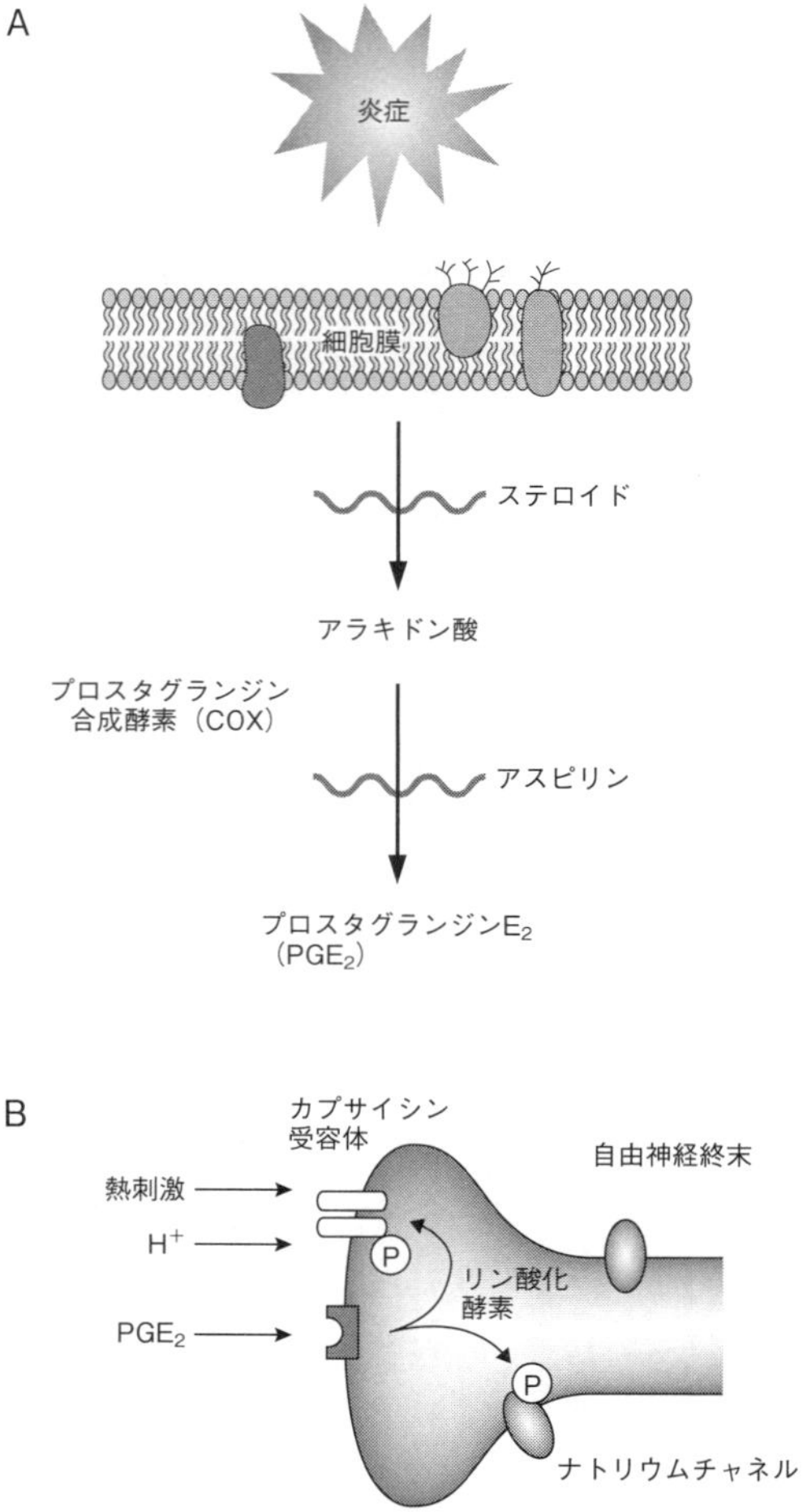

図35 炎症に伴うプロスタグランジンE_2（PGE_2）の産生（A）とその自由神経終末での作用（B）

炎症部位で産生されたPGE_2はホルモン感受性リン酸化酵素を活性化して、カプサイシン受容体やナトリウムチャネルをリン酸化します。その結果、末梢性感作が起こります。

キドン酸です。図35Aに示しますように、プロスタグランジンE2はプロスタグランジン合成酵素（COX）によりアラキドン酸から合成されます。炎症を抑えるステロイドホルモンは細胞膜からアラキドン酸が遊離することを抑制し、アスピリンはプロスタグランジン合成酵素活性を阻害して鎮痛効果を発揮します。1898年に市場に登場したアスピリンは、100年以上にわたり鎮痛薬のベストセラーです。アスピリンなどの鎮痛薬は、ステロイドと区別するために非ステロイド性消炎鎮痛薬と呼ばれます。

膵臓から血中に分泌されて肝臓や筋肉に作用するインスリンがホルモンと呼ばれるのに対し、この、炎症部位で産生されるプロスタグランジンE2は局所ホルモンと呼ばれます。

カプサイシン受容体のリン酸化による活性化温度の低下

カプサイシン受容体の構造（図15）は、興味深いことにナトリウムチャネルの1つのドメインと同じ構造をしています。ナトリウムチャネルはドメインが4つあり、1つのタンパクでナトリウムイオンを通すチャネルを形成できます（図33）。カプサイシン受容体はドメインが1つしかありませんので、4つ集まって、イオンチャネルが形成されます。カプサイシン受容体がリン酸化されていない場合には、温度の閾値が42℃ではじめてカプサイシン受容体チャネルが開き、細胞外から急激にカルシウムイオン、ナトリウムイオンが細胞内に入ってきて、内向きの電流が流

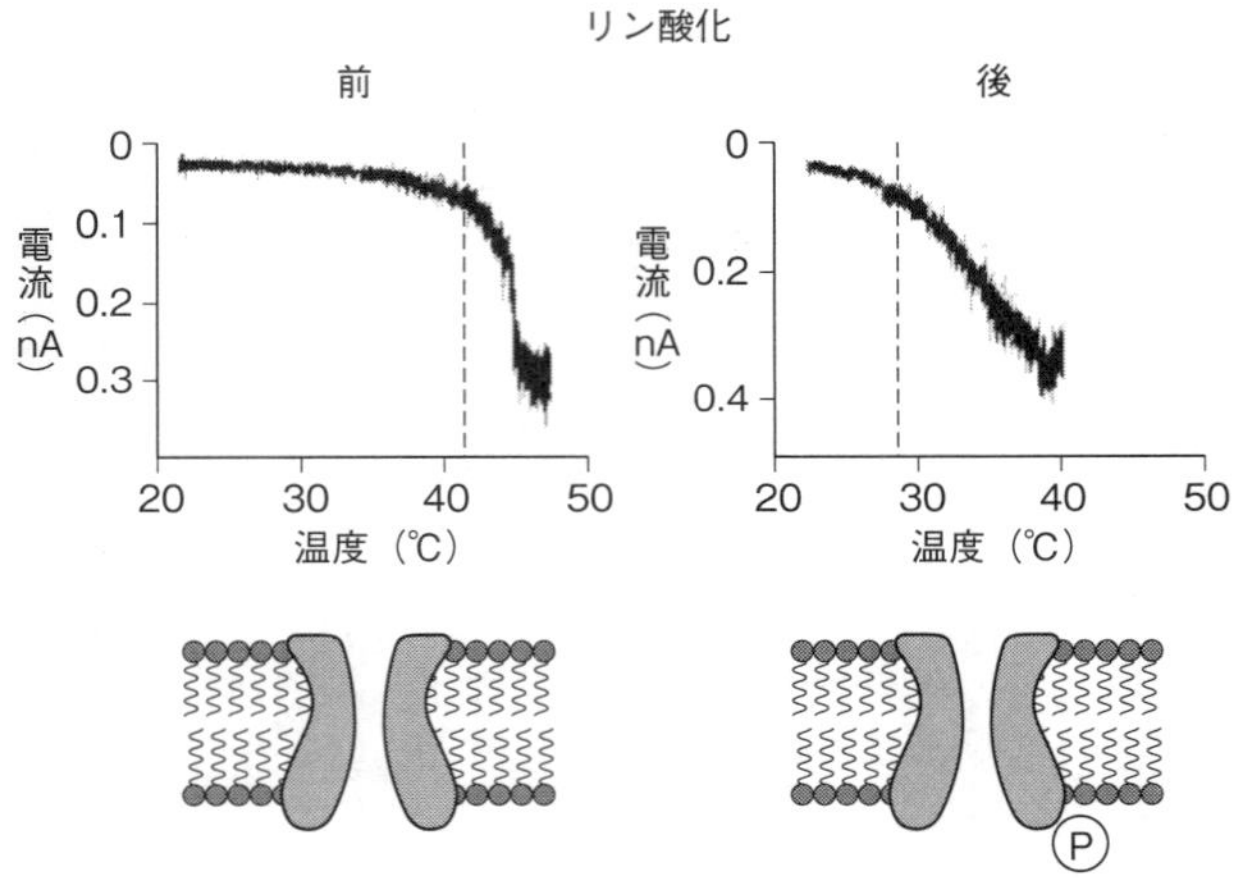

図36 カプサイシン受容体のリン酸化に伴う活性化温度の低下

リン酸化される前は42℃で急にチャネルが開いて電流が流れますが、カプサイシン受容体のセリン残基がリン酸化されますと30℃付近からチャネルが徐々に開くようになります。（J. Biol. Chem. 277:13375-13378より改変）

れ（図14、36）、受容器電位が発生します。カプサイシン受容体にもリン酸化されるセリン残基が存在します。カプサイシン受容体がホルモン感受性リン酸化酵素でリン酸化されると、カプサイシン受容体のチャネルの性質が変化して30℃付近からチャネルが開くようになり、徐々に内向きの電流が生じます（図36）。このことから、リン酸化されたカプサイシン受容体は通常より低い温度で活性化され、受容器電位を発生させることが確かめられました。この結果は、海水浴の後、普通は気持ちがよく痛みを感じない、むしろぬるいと感じる温度のお風呂が熱く感じられることをうまく説明しています。遺伝性有痛症の患者の症状が1つのアミノ酸の変化で生じるように、アミノ酸の水酸基にリン酸が結合することはカプサイシン受容体やナトリウムチャネルの機能を変化させるのに十分であることを示しています。

このように、炎症部位で産生されたプロスタグランジンE_2は細い感覚神経の自由神経終末上にあるプロスタグランジンE_2の受容体に結合してタンパクリン酸化酵素の一つホルモン感受性リン酸化酵素を活性化します（図35B）。このリン酸化酵素がカプサイシン受容体をリン酸化して、活性化される温度を下げ、さらにナトリウムチャネルをリン酸化して、ナトリウムチャネルの電流、つまり活動電位の発火数を増すことにより、プロスタグランジンE_2は痛みを増す感作物質として作用します。

ここでは、プロスタグランジンE_2を代表例として、末梢性感作により痛覚過敏反応を起こすメカニズムを説明しました。図35Bに示すように、炎症部位で産生されるさまざまな生理活性物質がナトリウムチャネルやカプサイシン受容体をはじめとする痛みに関係する分子をリン酸化して、痛みを伝える神経線維の活動電位の発火頻度を増やして脊髄に痛みの情報を流すことが理解できるでしょう。アスピリンなどの非ステロイド性消炎鎮痛薬が効果を示す場合には、プロスタグランジンE_2の関与が大きく、反対に効果があまりない場合には、それ以外の生理活性物質の関与が大きいといえます。

4.2 痛みはなぜ持続するのだろう
——脊髄での中枢性感作

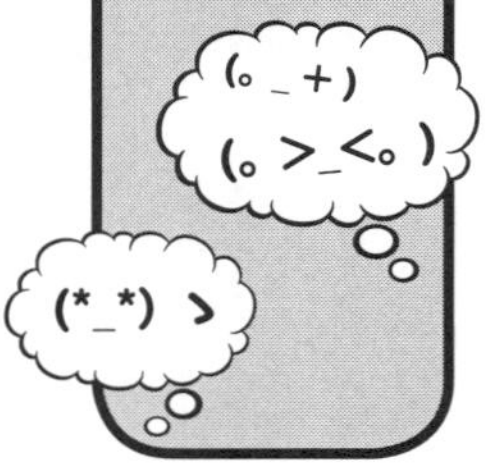

末梢神経の神経線維は脊髄後角ニューロンの細胞体や樹状突起とシナプスを形成して侵害情報が伝えられます。シナプスでは狭い間隙がありますので、細胞膜上で連続して発生する活動電位による神経伝達ができません。軸索を伝わって神経線維のシナプス終末に到達した活動電位が引き金となって、シナプス終末から神経伝達物質のグルタミン酸が放出されます。脊髄後角のニューロン上のグルタミン酸受容体と結合して、受容体チャネルが開き、細胞外から急激にカルシウムイオン、ナトリウムイオンが脊髄ニューロン内に入ってきて、内向きの電流が流れ、シナプス後電位が発生します（図23）。シナプス後部の局所的な膜電位の変化により脊髄後角ニューロンの軸索上のナトリウムチャネルが活動電位を発生しますと、脊髄から脳に神経伝達が行われます（図24）。

侵害受容器やナトリウムチャネルの性質の変化により、感覚神経の活動電位の発生が増加して痛みが増強、持続するのを末梢性感作と呼ぶのに対し、脊髄後角のニューロン上のグルタミン酸受容体によるシナプス後電位の変化や脊髄の神経回路網の変化により、活動電位の発生が増加して、痛みが増強、持続するのを中枢性感作と呼びます。

海馬の短期記憶と脊髄の痛みの持続

試験前に必死に授業のノートや配付されたプリントを覚えたり、英単語を何度も書いたり繰り返し発音したりして覚えたことがあると思います。眼や耳からの情報は大脳辺縁系にある記憶の中心的役割をする海馬に繰り返し入力され、記憶が定着します。しかし、試験が終わり数日すると覚えた内容はかなり忘れてしまいます。記憶には短期記憶と長期記憶があり、一夜漬けの勉強はまさに、短期記憶です。短い時間、シナプス前神経線維を高い頻度で刺激することによりシナプス後電位の振幅が30分から10時間もの間大きくなり維持される現象が海馬で発見され、長期増強と名付けられました。この現象は短期記憶に関係しています。

脊髄後角ニューロンは体性感覚の入力を常に受けていますが、痛みに関係する神経線維の情報はほとんどないか頻度が少ないので、脊髄のニューロンで活動電位を誘発できないくらい弱く、日常の行動で痛みを感じることはありません。感覚神経を介して侵害刺激が脊髄に入力した場合に電位変化は起こりますが、しばらくするともとに戻ります（図37A）。一過性の生理的な痛み

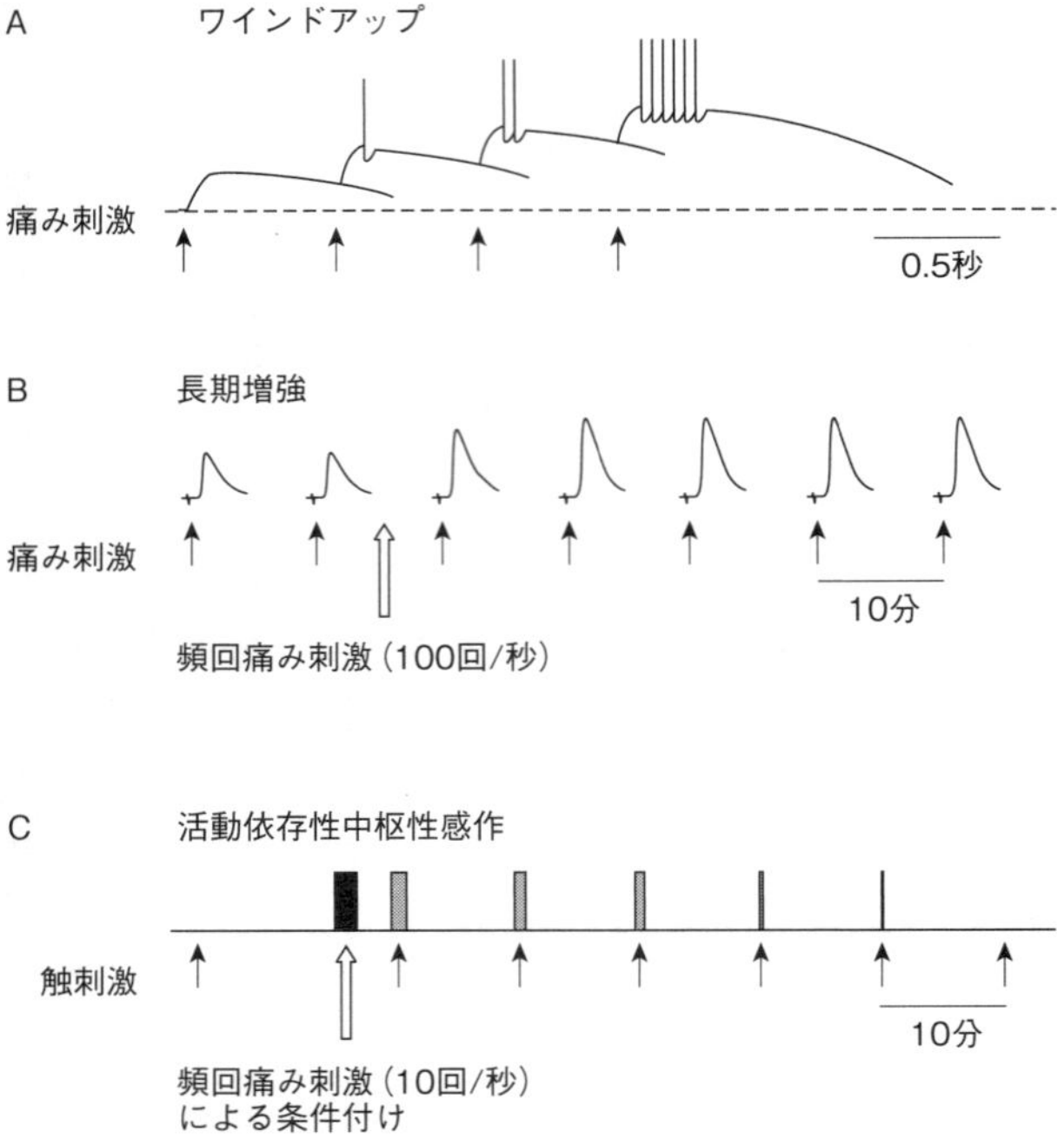

図37 脊髄での中枢性感作のパターン
(A) ワインドアップ　(B) 長期増強　(C) 活動依存性中枢性感作
(Trends Neurosci. 26:696-705より改変)

です。しかし、電位変化がもとに戻る前に痛みを伝える神経線維の入力を0・5秒の間隔で続けると、脊髄のシナプスでの反応が積み重なっていきます。すると、本来なら活動電位が出ない弱い刺激でも活動電位が出るようになり、活動電位の数も増加します。海馬の長期増強で用いられた、機関銃のように連続する1秒間に100回の速い刺激を細い感覚神経に与えると、海馬で見られるようなシナプス後電位の増大が脊髄ニューロンで見られます（図37B）。しかし、痛みを伝える感覚神経は伝導速度が遅いので、脊髄は痛みを伝える感覚神経から機関銃のような早い入力をうけることはありません。このことから、わたしたちは、ずきずきする、チクチクするという表現を痛みについてしてします。

炎症部位でナトリウムチャネルやカプサイシン受容体がリン酸化され、これらの興奮性が上がり痛覚過敏になる末梢性感作をお話ししました。痛みが増強するのは、末梢組織だけでなく脊髄も関わっています。海馬の研究の10年後に、侵害刺激が繰り返し脊髄に入力されますと図37のように脊髄のニューロンでも興奮性が増すことがわかり、中枢性感作と名付けられました。次に、脊髄で痛みに敏感になる中枢性感作のメカニズムを考えてみましょう。

ニューロン間のシナプス結合と神経の可塑性

ヒトの脳はコンピュータとよく似ています。生まれたての赤ん坊の脳は買ってきたばかりのコンピュータと同じ白紙の状態にあります。使っているうちに、コンピュータは文字変換をはじめとして以前使ったソフトの操作を学習・記憶して、だんだん使い勝手がよくなり、自分の手足のように使いこなせるようになります。必要な情報はファイルに保存され、蓄えられます。ヒトの脳もコンピュータと全く同じです。ヒトは日々新しいことに出会い、学習・記憶し、成長に伴って人格がつくられます。心理学者のアルフレッド・アドラーは「それぞれの人は自分が意味づけした世界に生きている」と述べています。一生同じ機能で働きつづける心臓や肺などの臓器と異なって、ヒトの脳の機能や記憶は日々変化しています。この脳が持つ柔軟な適応能力が「脳の可塑性」です。ヒトの脳の大部分の領域ではニューロンの数は生まれた時から減ることはあっても増えることはありません。コンピュータ回路と同じように、ヒトの脳は100億個以上のニューロンがシナプスでつながって神経回路網をつくっています。脳の可塑性を担っているのがニューロン間のシナプス結合です。シナプスの数を増やしたり、シナプスでの神経伝達の効率を上げたりして、可塑的変化を起こしています。最近は記憶に関係するニューロンは増えるといわれているので、コンピュータのようにメモリーを増加させる仕組みがあるようです。

脳幹ではノルアドレナリン、ドーパミン、セロトニンを産生するニューロンから神経線維が脳全体に出ていることをお話ししました（図29）。皮膚からくる神経線維は脊髄のニューロンの細胞体や樹状突起とシナプスを形成して、その終末でグルタミン酸を神経伝達物質として放出します。シナプスの間隙は20〜50㎚と非常に狭く、グルタミン酸はシナプスの間隙を速やかに拡散して、シナプス後細胞のグルタミン酸受容体チャネルに結合します。グルタミン酸受容体を通って入るナトリウムイオンやカルシウムイオンが、シナプス後ニューロンの電位の変化を起こし、あるいは生化学的な細胞内シグナルに変換して、感覚受容器の情報を脊髄に伝えます（図23）。活動電位を発生する軸索上のナトリウムチャネルと異なって、グルタミン酸受容体のシナプス後電位変化は小さく、それ自身で自己増幅するほどの興奮はしません。その代わり、シナプス後ニューロンは細胞体と樹状突起上に、感覚受容器からの感覚神経と多くのシナプスを形成しています。そしてこの局所的な膜電位の脱分極の総和が同じ後角ニューロンの軸索にある電位依存性イオンチャネルを開くのに十分な大きさに達した時に活動電位が発生し、次のニューロンに神経伝達されます。その興奮性はシナプス終末から放出されるグルタミン酸の量や、そのシナプス間隙の滞留時間とシナプス後部のグルタミン酸受容体の感受性によって決まり、シナプスで情報を伝達する効率が変化します。

急性痛と慢性痛に関わるグルタミン酸の2種類の受容体

神経伝達物質としてグルタミン酸を利用している中枢神経系の興奮性シナプスは、シナプス終末から遊離されるグルタミン酸を、シナプス後部にグルタミン酸受容体を集めて効率よく受け取っています。その形態からシナプス後肥厚と呼ばれています。グルタミン酸受容体チャネルには、ナトリウムイオンを通すＡＭＰＡ受容体とナトリウムイオンとカルシウムイオンを透過させるＮＭＤＡ受容体の2種類があります。図38はＮＭＤＡ受容体チャネルの電流だけを選択的に抑える拮抗薬がある場合とない場合で、グルタミン酸によってシナプス後ニューロンに生じる電流

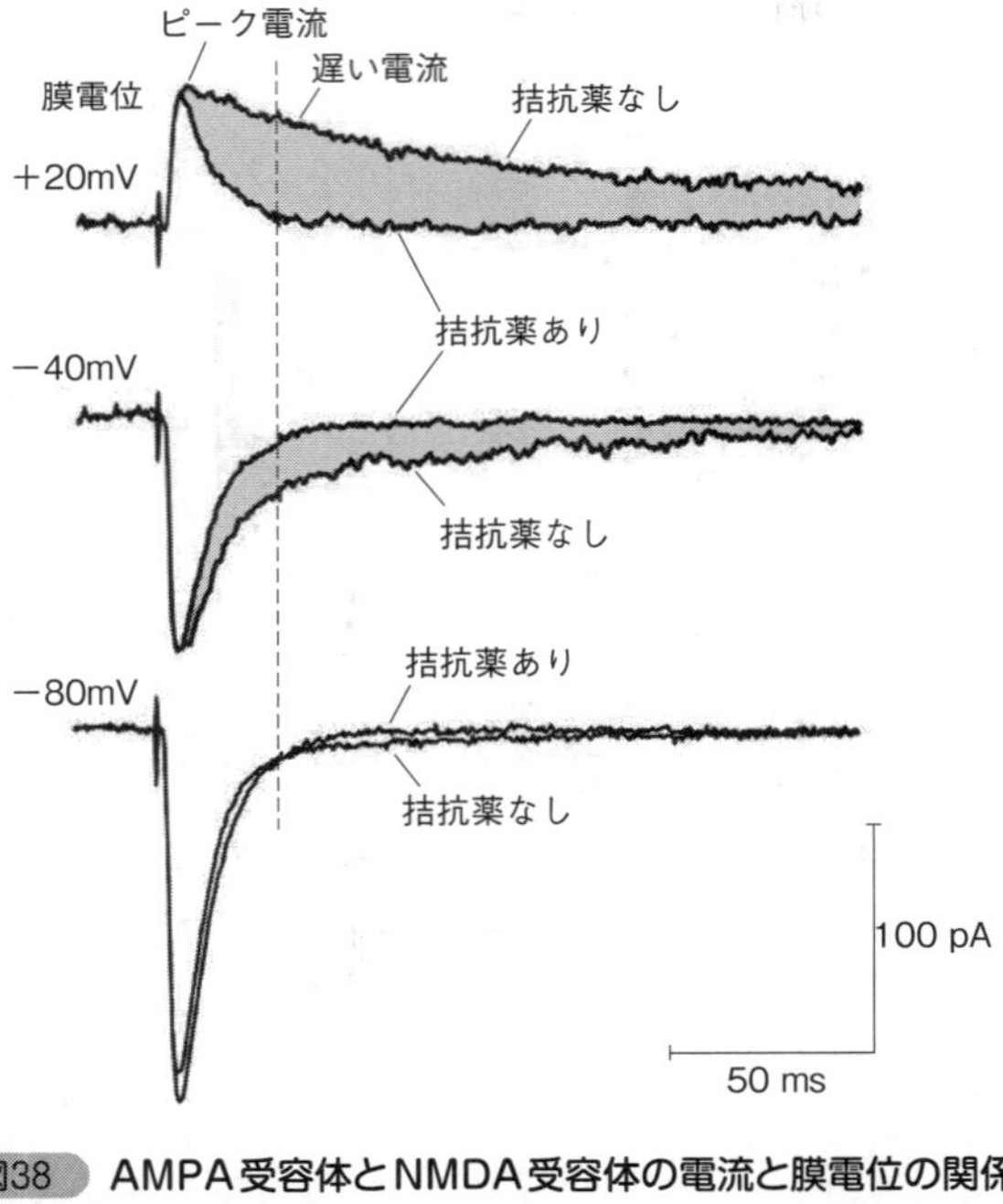

図38 AMPA受容体とNMDA受容体の電流と膜電位の関係

静止膜電位付近の−80mVではニューロンはAMPA受容体だけが活性化され、速い電流が流れます。ニューロンが−40mV、+20mVと脱分極します（活性化する）と、NMDA受容体を介する遅い電流成分（グレーの部分）が増加します。（「カンデル神経科学」10-6Aより改変）

を示しています。神経細胞の静止膜電位付近の−80㎷で生じる電流は、ＮＭＤＡ受容体の拮抗薬の有無で差がありませんので、ＡＭＰＡ受容体を通る速い成分だけです。一過性の生理的な痛みのように反応がすぐに消えてしまう通常の神経伝達は、ナトリウムイオンだけを通すＡＭＰＡ受容体が担っていることがわかります。シナプス後ニューロンの膜電位が−40㎷、20㎷と脱分極するにしたがって、興奮性シナプス後電流の遅い成分（図38中、上のグレーの部分）が大きくなってきます。シナプス後細胞は脱分極するにしたがって、ＮＭＤＡ受容体の興奮性シナプス後電流への貢献度が増してくることがわかります。ＮＭＤＡ受容体は神経終末から遊離されるグルタミン酸に加えて、強い刺激でニューロンが脱分極した時、さらに、ワインドアップ（図37Ａ）のようにシナプス終末からグルタミン酸が持続的に遊離される時に開くチャネルです。このように、ＮＭＤＡ受容体は神経活動に依存してチャネルが開き、カルシウムイオンが透過できることから、記憶学習や痛みの可塑的変化に関係することができるのです。

これまで説明してきましたナトリウムチャネルの活動電位による速い短時間の活動と比べると、グルタミン酸受容体チャネルはゆっくりした遅い持続的な活動です。グルタミン酸による神経伝達ではニューロンの機能を支える神経膠《しんけいこう》細胞（グリア）の一種アストロサイトに発現するグルタミン酸の輸送体が、シナプス終末からシナプスの間隙に遊離されたグルタミン酸を取り込み、シナプスの活性化が終わります。グルタミン酸はすばやく除去されるので、近隣のニューロ

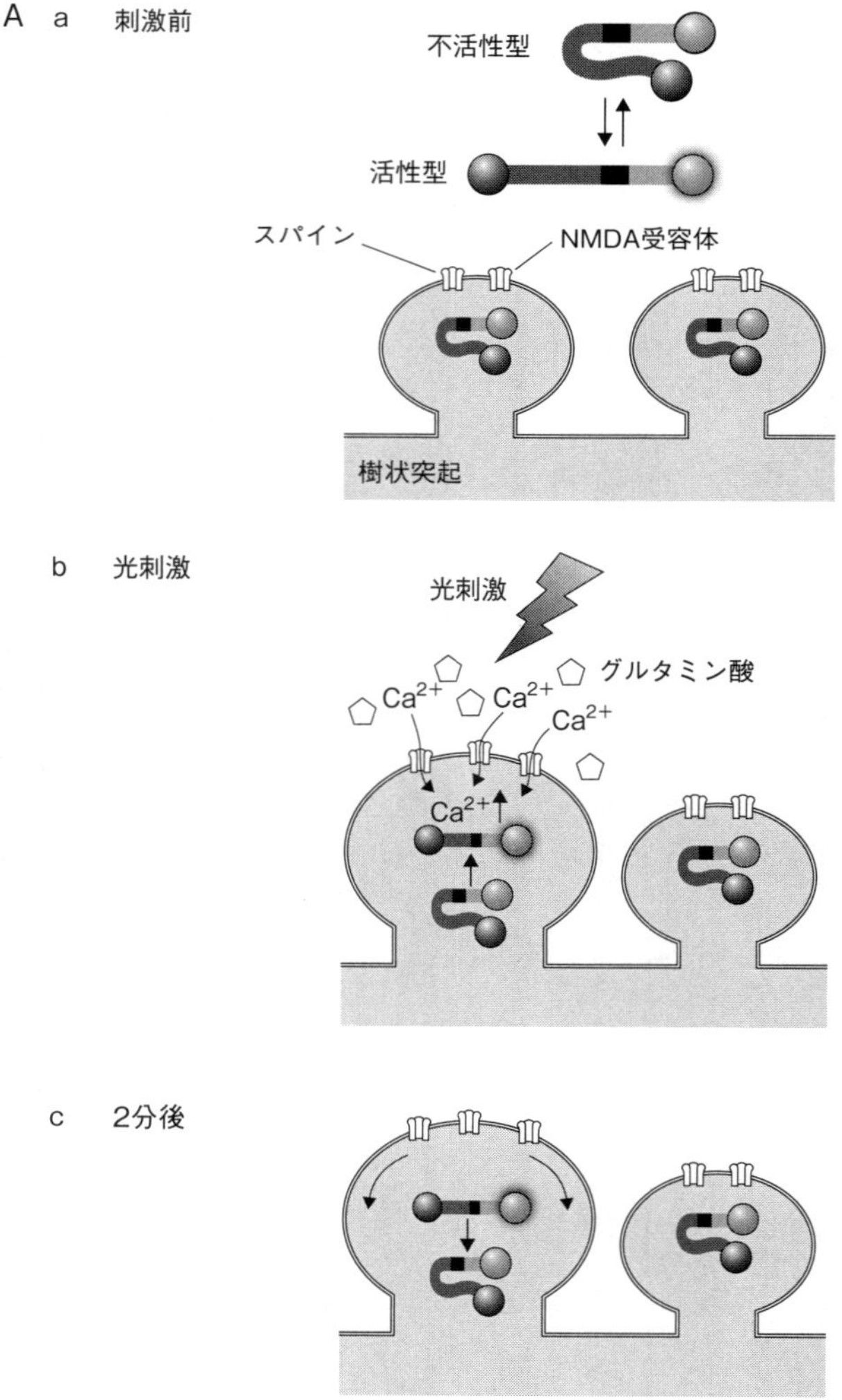
A
a 刺激前
不活性型
活性型
スパイン
NMDA受容体
樹状突起
b 光刺激
光刺激
グルタミン酸
Ca^{2+}
Ca^{2+}
Ca^{2+}
Ca^{2+}
c 2分後

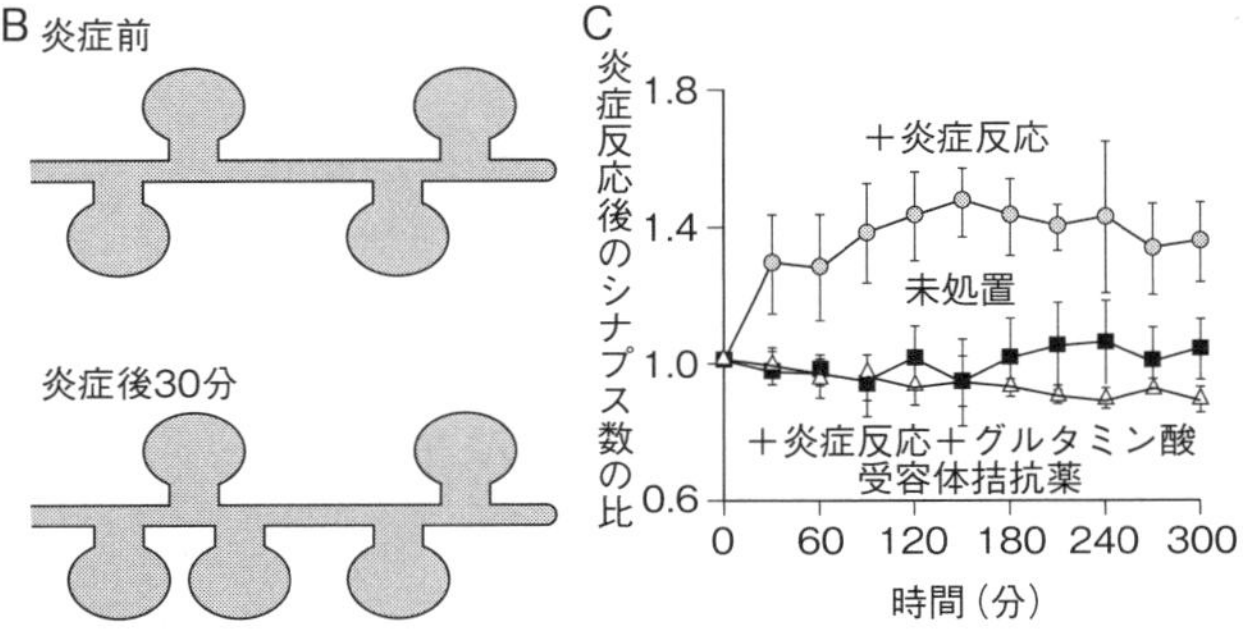

図39　神経の可塑性のイメージング

A：グルタミン酸による樹状突起上のスパインの増大と、カルシウム依存性リン酸化酵素の移動。

B：炎症に伴うスパインの数の増加と、グルタミン酸受容体拮抗薬によるその抑制。

(Nature 458:296-297、Eur. J. Neurosci 41:989-997より改変)

ンに影響せず、繰り返しやってくる速いシグナルを随時正確にシナプス後細胞に伝達できるのです。

シナプスの可塑的変化のイメージング

脊髄で痛みの感受性を増す中枢性感作のメカニズムには、末梢組織の感覚神経からの侵害入力の増加に伴いシナプス終末からグルタミン酸の放出量が増加する機構と、シナプス後細胞の伝達効率が増す機構の2つがあります。昔から「講釈師見てきたような嘘をいい」とよくいわれますが、最近の分子イメージング技術の進歩はすばらしく、ヒトの脳の活動を見るｆＭＲＩだけでなく、一分子の酵素タンパクの動きや神経線維のシナプス構造の変化を、シナプス結合を保った脳の組織標本や生きている動物の脊髄でリアルタイムで観察できるようになっていますので簡単に紹介しましょう。

シナプス後部を形成する受け手側の樹状突起から出ている小さな突起は、スパインと呼ばれます。そのシナプス後肥厚に存在するNMDA受容体のカルシウムイオンの流入で活性化されるタンパクは、ここで紹介しますカルシウム依存性リン酸化酵素をはじめ、いくつも知られています。その結果、NMDA受容体が活性化されると電流が流れるだけでなく、酵素タンパクも活性化されて細胞内やスパインのカスケード（連鎖反応）が動きだします。図39Aに示したように、リン酸化酵素の活性化状態を追跡できる分子は、活性化されていない状態では2つに折れ曲がっていますが、活性化されると直線状になるように設計されています。生の脳の組織標本を顕微鏡下に置き、シナプス後ニューロン側のスパインに外から光刺激を加えグルタミン酸を放出すると、グルタミン酸がNMDA受容体に結合してNMDA受容体を活性化しました。NMDA受容体を通って流入したカルシウムイオンでスパインの中のカルシウム依存性リン酸化酵素分子が活性化され、スパイン内をNMDA受容体の方に移動すること、スパインのサイズが大きくなることが観察されました。グルタミン酸で刺激されていないスパイン内の酵素は活性化されませんし、スパインは大きくなりませんでした。図23に示したシナプス結合での神経伝達が、生きた脳の組織で実際にグルタミン酸が遊離されたスパインにだけ選択的に起こることと、可塑的な変化をリアルタイムに観察して確かめることができました。

炎症に伴うシナプス数の増加のイメージング

緑色蛍光タンパクは２００８年にノーベル化学賞を受賞された下村脩博士によってオワンクラゲから発見されました。わたしたちにとって幸運だったことは、その遺伝情報に組み込まれているアミノ酸から蛍光を発する発色団が形成されることでした。発見当時に予想しなかったことですが、遺伝子工学の進歩により、調べたい組織や細胞にだけ遺伝子の発現を制御する部分に緑色蛍光タンパクをつなげると、その組織や細胞だけが蛍光タンパクで光るマウスを作ることができます。そのおかげで、緑色蛍光タンパクが神経組織に選択的に発現する遺伝子導入マウスを用いて、顕微鏡下に末梢組織の神経線維とシナプスを形成する脊髄ニューロンのスパインが点状に生きたまま観察できるようになりました。

後ろ足に炎症を起こさせると、炎症部位からの侵害情報の入力が脊髄で増加し、持続的に入力されるようになります。生きたマウスで脊髄ニューロンの神経突起の変化を長時間観察すると、30分後ですでに神経突起に変化が見られ、シナプスの数が増え（図39Ｂ）、神経線維のふくらみも見られました。１つのニューロンの多くのシナプスが感覚受容器からの情報を受けて処理を行っています。先程も述べましたが、シナプスで生じるシナプス後電位の総和によって脊髄ニューロンが活動電位を発生させて、脳に情報を送るかどうかが決められます。シナプスの数を計算すると、炎症に伴って30分後からシナプス数が増加しはじめました。脊髄をグルタミン酸受容体の活性化を抑える拮抗薬で処置しますと、シナプス数が増加しなくなりました（図39C）。これらの脊髄のイメージングの結果から、炎症に伴って侵害刺激を伝える感覚神経と脊髄ニューロンの間のシナプス結合の数が増えることがわかりました。そしてグルタミン酸受容体の拮抗薬は痛みを和らげるので、シナプスの変化が中枢性感作に関わっていることもわかりました。

このように、生理的な神経伝達や急性痛の場合でも、シナプス後ニューロンにはさまざまな機能的な変化、そして構造の変化が起こっています。シナプスの可塑性には、シナプス終末からグルタミン酸の遊離を増やすだけでなく、シナプス後部が大きくなることやシナプスの数が増えることが痛みの増強や持続に関わっています。痛みの原因が取り除かれないと、末梢組織からの侵害情報がとぎれることなく入力して、脊髄のニューロンにも変化が起こり、痛みの感受性が高まり持続することがわかってきました。次はなぜ触刺激が痛みに変化するアロディニアが生じるのか、シナプス後部の質の変化から考えてみましょう。

4.3 なぜ触刺激が痛み（アロディニア）に変わるのだろう

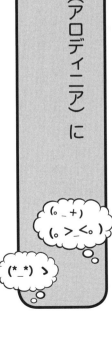

風が吹いても痛い毒キノコ中毒の患者

ある日曜日、たまたまキノコ中毒の患者が発生したというＮＨＫの昼のニュースを見て、３人の患者が入院している病院を訪問しました。患者さんの話によりますと、自宅の裏の藪に生えていたキノコを採取して、３日間炊き込みご飯と味噌汁にして食べたところ、２日ほどして手の指先が赤く腫れて、熱くてたまらなくなったのだそうです。男性の患者さんはペニスの先が痛くてトイレもままならない状況になったので車で病院に来たのですが、途中で指先が痛くなり車のハンドルも握れなくなりました。さらに、診察を待っている間も指先が熱くて、トイレの洗面台の流水の中に手を入れて冷やしていたそうです。

病院を訪問した時には患者さんは入院してすでに17日経っていましたが、人がベッドの側を通る風の動きでも痛みが生じるほどでしたので、患者の患部が直接布団に触れないようにする枠

（離被架《りひか》）をベッドの足側に取り付けて、その上に布団をかぶせていました。手のひらはまだ赤く腫れぼったい状態で、医師の診断では、腫れがひき痛みが取れるのにあと2～3週間かかるとのことでした。この食中毒の患者では、本来風の動きを察知する皮膚表面の産毛からの情報が痛みに変わるとともに、自律神経が活性化され、血管が拡張し熱が放出されることで熱く感じています。しかも、この症状が1ヵ月の長きにわたり続くことに驚かされます。

肌着がこすれることで生じる強い痛みが3ヵ月以上持続する帯状疱疹後神経痛は、加齢とともに増加することは最初にお話ししたとおりです（図5）。

バケツの水に足をつけるだけで激痛が走るカウザルギー（神経損傷）患者

カウザルギー、現在では、複合性局所疼痛症候群という難しい名前が付いたこの病気は、けがをした後に起こる四肢の長引く痛みです。カウザルギーの場合は痛みに加え、四肢を動かさないことによる筋肉の萎縮、運動機能の低下、発汗の障害、局所の浮腫など症状は患者によりさまざまで、時間経過とともに変化します。ある患者さんの場合には、水をはったバケツに足を入れるだけでも耐えられない痛みが出るので、お風呂にも入れない状況になってしまいます。当然、仕事には就けず、家族の世話に頼って生活をすることになり、身体面だけでなく、行動面、心理面、社会環境面（図10）も深く関わってきます。

皮膚の組織損傷がない毒キノコによる食中毒、患者の皮膚表面の帯状疱疹は完全に治っている帯状疱疹後神経痛や末梢神経の部分的な損傷や切断で引き起こされるカウザルギーといった神経障害性疼痛では、本来痛みを引き起こさない触刺激で焼け付くような痛み（アロディニア）が引き起こされます。アロディニアは皮膚には全く炎症がありませんから、海水浴の例で述べた末梢性感作とは考えられません。触刺激が痛みに変換されるのは皮下ではなく、触刺激が感覚神経を通って伝えられた脊髄での情報処理の変化と考えられます。

中枢性感作にはシナプス終末から遊離されます興奮性の神経伝達物質のグルタミン酸が重要な役割を果たすことを説明しましたが、食中毒を起こす毒キノコの主成分は以前、回虫などの寄生虫の神経を麻痺させる駆虫薬として使われていた海人草《かいにんそう》（マクリ）の有効成分カイニン酸の誘導体で、その化学構造の一部にグルタミン酸を含んでいます。

遺伝子導入マウスにより明らかとなる触覚の神経終末と脊髄の神経回路

現在、下村脩博士が発見された緑色蛍光タンパクから、虹のように赤から青までさまざまな色の蛍光タンパクが開発されています。そして、脳、脊髄や皮膚の中で一つ一つの組織に異なる色の蛍光タンパクを発現するマウスが作製され、痛みの研究にも用いられています。これまで説明しましたように、弱い機械刺激に応答する触受容器につながる感覚神経は後根神経節の大型、中

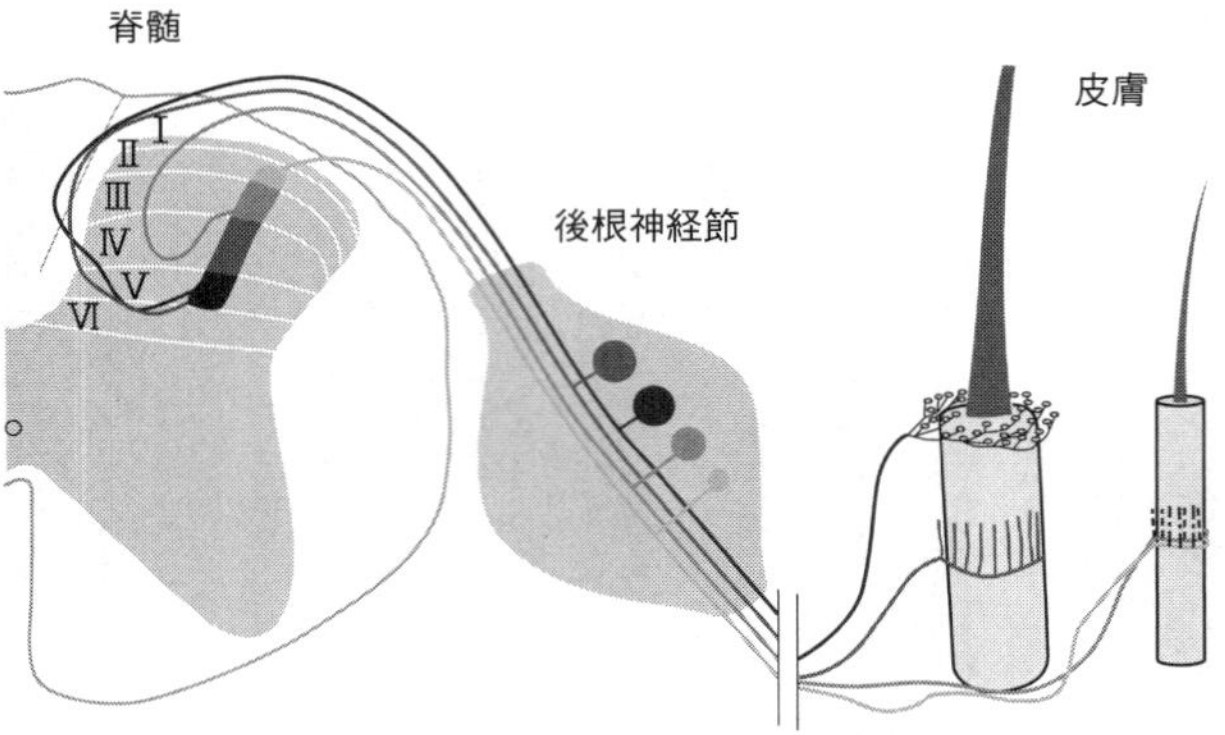

図40　触刺激を伝える感覚神経の脊髄での到達点

皮下の触受容器の感覚線維は脊髄後角の第Ⅱ層から第Ⅴ層に終結します。（Cell 147:1615-1627より改変）

型ニューロンから出ます。痛みを起こす機械的刺激に対する侵害受容器は現在もわかっていませんが、自由神経終末にあり、その感覚神経は後根神経節の小型ニューロンから出ます。これらの神経線維が脊髄後角のどこに終結するのかが、蛍光タンパクを発現させた遺伝子導入マウスで調べられています。

大脳皮質と同じように、脊髄後角には層状にニューロンが並び、第Ⅰ層から第Ⅵ層に分けられています（図40）。小型ニューロンから出る細い無髄線維は第Ⅱ層に炎状の塊として点在して終結し、炎の先は第Ⅳ層まで伸びています。中型ニューロンから出る細い有髄線維は第Ⅲ層、触刺激を検知するメルケル盤に由来する遅順応性機械受容器やマイスネル小体や槍状終末に由来する速順応性機械受容器は第Ⅲ層から第Ⅴ層と、異なる層に幅広く終結していますが、それぞれは部分的に重なっています。このように、マウスでは太い毛を中心に細い毛が集まった領域がさまざまな触刺激を集める一単位となり、脊髄後角に送られた神経線維が第Ⅱ層から第Ⅴ層に柱状に並んでいます。この触刺激の単位は体全体で2000から4000あると考えられています。健常な時には、さまざまな弱い触刺激に対する機械受容器のさまざまな情報が脊髄後角の1ヵ所に層状に集められ、やはり脳の表面から内部が縦方向につながる柱状の6層構造の体性感覚野に単位ごと伝えられ、空間認識と分析が行われます。

触刺激ではふつうは痛みを生じませんが、毒キノコ中毒の患者の場合は人がベッドの側を通るわずかな風の動きで、帯状疱疹後神経痛の患者の場合には肌着がこすれることで体毛が動き、弱い触刺激でも痛みが生じるようになることをお話ししました。実験的に1秒間に10回のゆっくりした連続した刺激を、痛みを伝える細い無髄神経に与えて脊髄の条件付けを行いますと、触覚を伝える太い神経から活動電位が出るようになります（図37C）。わたしたちの体でも末梢組織から強い侵害刺激が持続して脊髄後角に入りますと、脊髄ニューロン内に変化が起きるのと並行して、脊髄後角の環境が変化し、触刺激に対しても痛み（アロディニア）として認識されるようになります。これは活動依存的な中枢性感作と呼ばれます。前にお話ししましたが、このような中枢性感作の質的変化で中心的な役割をするのも、グルタミン酸受容体です。

中枢性感作はＮＭＤＡ受容体のリン酸化

なぜ触刺激が痛みに変わるアロディニアが生じるのか明らかにするために、坐骨神経の一部を切断して作製する神経障害性疼痛モデルマウスで、アロディニアの症状とグルタミン酸受容体の変化が詳しく調べられました。その結果、カプサイシン受容体やナトリウムチャネル受容体のリン酸化で末梢性感作が生じているように、ＮＭＤＡ受容体のリン酸化により中枢性感作が起きていることがわかりましたので紹介します。

ＡＭＰＡ受容体、ＮＭＤＡ受容体はシナプス前部から遊離されるグルタミン酸を効率よく受け取るためにシナプス後肥厚に集まっています。ＮＭＤＡ受容体はグルタミン酸でスパインが活性化されますと大きくなったシナプス後部に入り、ＮＭＤＡ受容体の数が増えます。シナプス終末からのグルタミン酸の刺激がなくなりますとＮＭＤＡ受容体の一部はシナプス後部の密集地から縁に移動して細胞内に取り込まれて、大きくなったスパインはもとに戻ります（図39Ａ）。

神経障害性疼痛モデルでは、損傷した感覚神経から頻繁に侵害情報が脊髄に伝えられて、シナプス終末からグルタミン酸が遊離されます。神経障害性疼痛モデルでは、１週間後でも神経障害性疼痛が持続するのですが、そのメカニズムは驚いたことに、ＮＭＤＡ受容体のリン酸化でした。一般的に、リン酸化によるタンパクの分子スイッチのオン・オフの切り替えは、分や時間単位で行われるのがふつうです。NMDA受容体のリン酸化が1週間も持続するのは、神経損傷に伴う侵害情報が、感覚神経を通ってたえず脊髄後角に伝えられるからでしょう。

NMDA受容体は非常に長い機能領域が細胞内にあります。NMDA受容体がリン酸化されるとその長い細胞内部分が清水の舞台のような足場となり、細胞質やシナプスの突起にあるタンパク群が近づくことができるようになります。NMDA受容体は数多くのタンパク群と、複雑な網目構造をシナプス後肥厚に形成します。その結果、NMDA受容体は動けなくなり、シナプス後肥厚にとどまります。NMDA受容体のリン酸化をオフにする切り替えスイッチが働きにくいことも、NMDA受容体の活性化が持続する要因でしょう。NMDA受容体はスパイン内に取り込まれずに、NMDA受容体の数と活性化状態が維持されます。そしてNMDA受容体チャネルを通って流入したカルシウムイオンにより、スパイン内のカルシウムイオン濃度が上昇して生化学的なカスケードが活性化されることになります。

NMDA受容体のリン酸化により活性化される一酸化窒素合成酵素

今、中国ではPM2・5の大気汚染が大問題になっていますが、1970年代の日本でも大気汚染、光化学スモッグが大問題となり、その原因物質の一つである一酸化窒素（NO）は悪者でした。その後、一酸化窒素は血管を弛緩させて、血圧を下げる物質であること、一方、一酸化窒素が産生され続けると血管が拡張して低血圧になりショック症状を起こすことがわかりました。そして、狭心症の治療薬として用いられるニトログリセリンの作用は、口に含むと放出される一酸化窒素が血管を拡張させることで理解できるようになりました。そしてじつは一酸化窒素は血管を拡張させるだけでなく、シナプス終末からグルタミン酸を放出させることや白血球に取り込んだ細菌を殺すことなど、血管の緊張、神経伝達や生体防御において多岐にわたる重要な生理作用を持っています。

ニューロンにある一酸化窒素を合成する酵素、神経型一酸化窒素合成酵素（nNOS）は、NMDA受容体により流入したカルシウムイオンにより活性化される酵素の一つです。NMDA受容体が活性化されていない時は一酸化窒素合成酵素は細胞質にあり、一酸化窒素も必要以上に産生されることはありません。NMDA受容体が活性化されると、温泉で熱い湯が出る湧出口に近づくように、NMDA受容体チャネルを通ってスパインやシナプス後ニューロンに入るカルシウムイオン濃度の高い部分に神経型一酸化窒素合成酵素が移動して、効率よく一酸化窒素を合成します。神経型一酸化窒素合成酵素は、NMDA受容体の足場にとどまり、一酸化窒素を持続的に産生して脊髄の中枢性感作に関わるようになります（図41）。カルシウム依存性リン酸化酵素（図39A）もシナプス後肥厚に移動してAMPA受容体をリン酸化するなど、細胞内の生化学的なカスケードが動きます。神経の可塑的変化は、多くのタンパク分子と精緻な仕組みに支えられ

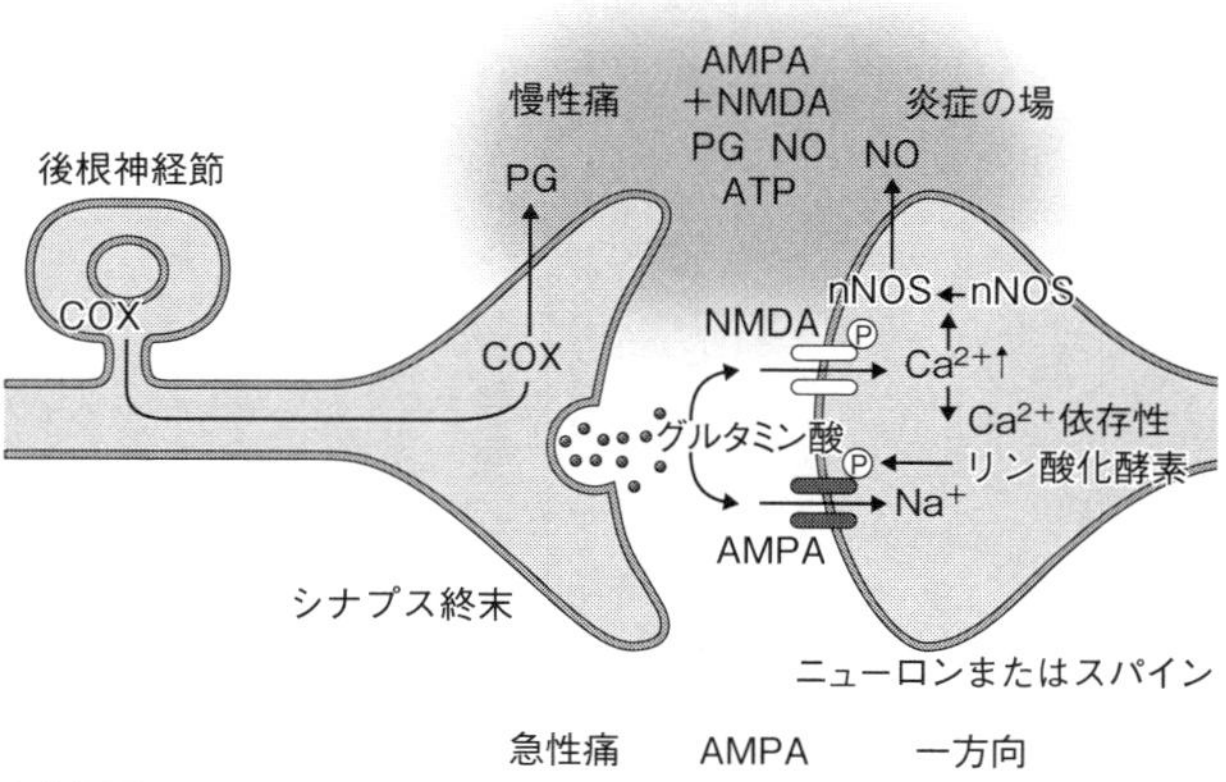

図41　急性痛と慢性痛における脊髄のシナプスの概略図

急性痛では一過性にグルタミン酸がシナプス終末から遊離されて神経伝達が一方向性に行われます。

慢性痛では、侵害刺激が持続的に入力することにより、シナプス後部ではNMDA受容体が活性化され、カルシウムイオンが流入し、カルシウム依存性リン酸化酵素や神経型一酸化窒素合成酵素（nNOS）が活性化され、合成された一酸化窒素（NO）が細胞外に出ます。後根神経節ニューロンではプロスタグランジン合成酵素（COX）が活性化され、合成されたプロスタグランジン（PG）が合成され、シナプス外に遊離されることで脊髄後角での神経伝達は一方向性でなくなります。NMDA受容体自体もリン酸化され、中枢性感作が起こり、痛みが持続するようになります。（J. Clin. Invest 120:3745-3752より改変）

ています。

以上はNMDA受容体により活性化される生化学的なカスケードの一例ですが、このようにして中枢性感作が持続することになります。ここで重要なことは、電灯のスイッチのオン・オフと同じように、NMDA受容体のリン酸化のオン・オフにより持続している神経障害性疼痛は、脱リン酸化（図34）でオフにするともとに戻ること、いいかえると、末梢組織の神経損傷が治療できれば痛みがとれることを意味しています。

NMDA受容体のリン酸化の重要性は、神経障害性疼痛の持続に関係するだけでなく、アルツハイマー病の記憶障害にも関係することが報告されています。

触刺激が痛みとなる仕組み

これまで述べてきましたように、健康な時は、感覚神経の活動電位とシナプスでの瞬間的なグルタミン酸の放出により、静止膜電位近くでAMPA受容体が活性化され、一方向に情報が伝達され、神経伝達が終了します（図41）。さまざまな弱い触刺激に対する触受容器のさまざまな情報が単位ごとに脊髄後角の深い層に集められ、脳で統合されて触覚として認知されます（図40、42）。炎症や神経損傷で末梢組織から持続的に侵害情報が送られると、AMPA受容体だけでなく、NMDA受容体も活性化され、この活性化された状態が維持されて痛みが持続するようにな

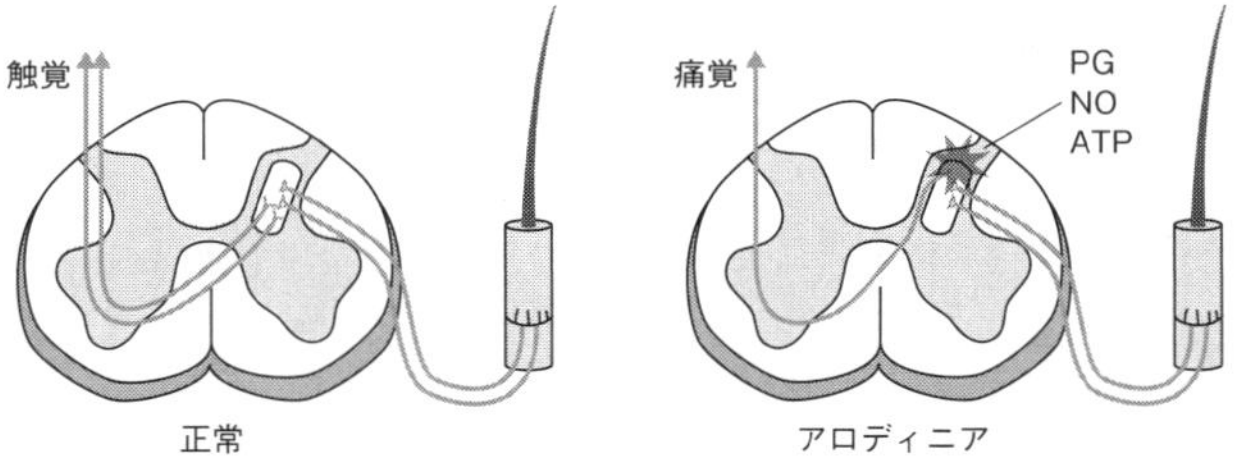

図42 **触刺激が痛みに変わるメカニズム**

正常状態では、触刺激の情報は触刺激の経路を通って体性感覚野に伝えられて触覚として知覚されます。中枢性感作が生じると、産生されるNO、PGやATPがシナプスを越えたニューロン間で神経伝達されるようになり、誤って痛みの経路を活性化することが考えられます。

ります。ナトリウムイオンやカルシウムイオンと異なり、一酸化窒素合成酵素により産生された気体の一酸化窒素は、酸素と同じように細胞膜を自由に透過できます。そして、一方向性のシナプス伝達と関係なく、脊髄後角のニューロンから逆行して感覚神経のシナプス終末に作用することができるのです。一酸化窒素だけでなく、プロスタグランジンE_2もシナプス終末で産生され、こわれたニューロンから細胞内のエネルギー源となるATPがもれ出します。炎症部位でプロスタグランジンE_2など組織や血管から遊離された化学物質による末梢性感作が生じるように、脊髄後角では、細胞外に遊離されたプロスタグランジンE_2、ATPや一酸化窒素が周りのニューロンやグリア細胞を巻き込んで、末梢組織からの感覚情報の集積地である脊髄が炎症の場となります。その結果、触刺激が痛みに変わる新たな神経回路ができ、痛みの原因が取り除かれるまでアロディニアが持続するようになると考えられます（図42）。

4.4 痛みはチャネル病

神経障害性疼痛で生じる中枢性感作には非常に多くの分子が関与しています。急性期、慢性期、その移行期に関与する分子、細胞、神経回路網はそれぞれ異なっています。しかし、痛みの発生や持続に関係する重要な分子は、熱の侵害刺激ではカプサイシン受容体、神経伝達に不可欠な分子はナトリウムチャネル、シナプス伝達におけるＡＭＰＡ型とＮＭＤＡ型のグルタミン酸受容体と、いずれもイオンチャネルです。ナトリウムチャネルとＡＭＰＡ受容体がナトリウムイオンだけを通すイオンチャネルであるのに対して、カプサイシン受容体とＮＭＤＡ受容体はナトリウムイオンとカルシウムイオンを通すイオンチャネルです。いずれもリン酸化によりチャネル活性が増強され、カプサイシン受容体とナトリウムチャネルは末梢性感作、ＮＭＤＡ受容体は中枢

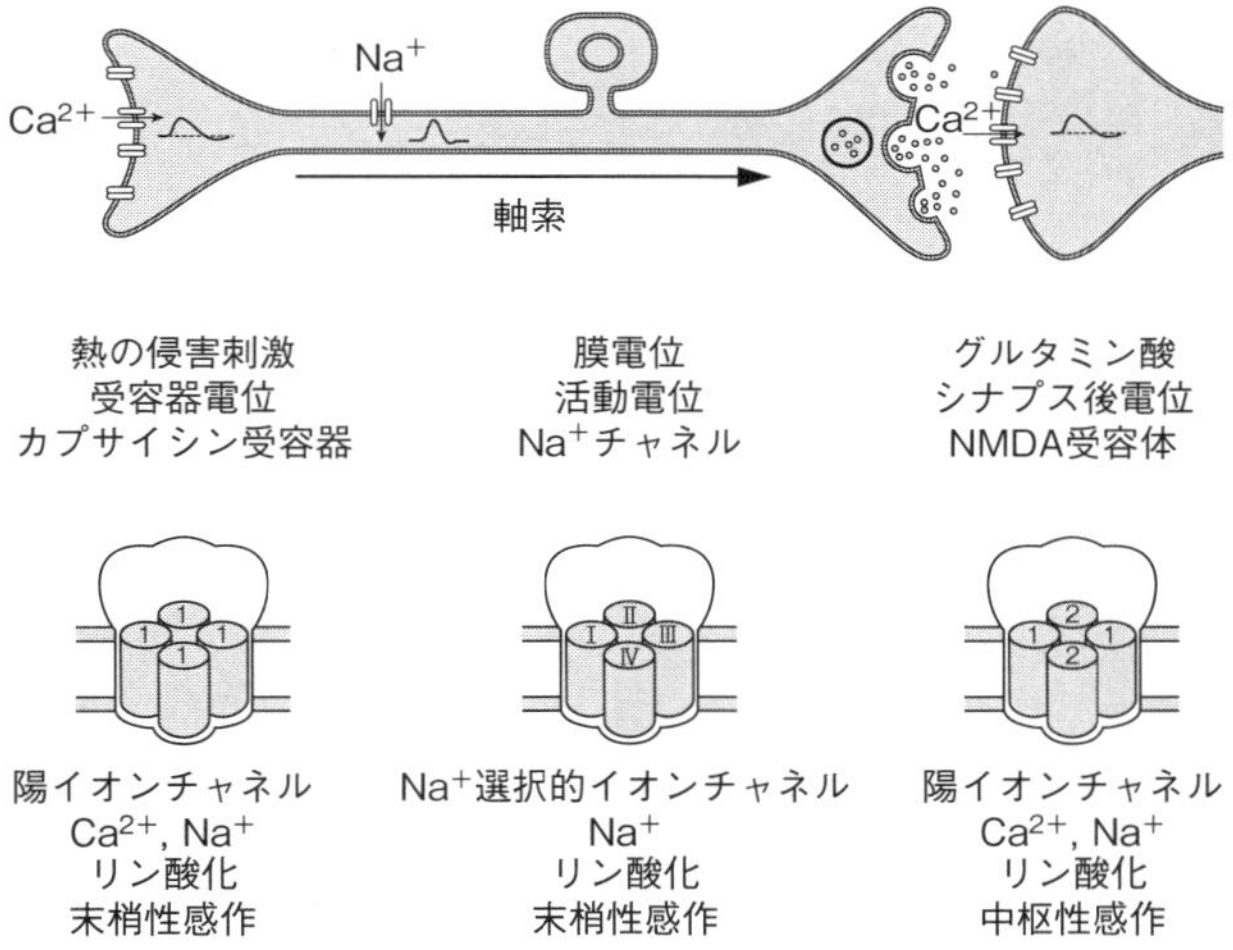

図43　**痛みはチャネル病**

痛みの神経伝達に必要な受容器電位、活動電位、シナプス電位の発生にいずれもイオンチャネルが関わり、それらのリン酸化でチャネル活性が上昇します。（J. Clin. Invest 120:3745-3752、「カンデル神経科学」10-7より改変）

性感作に関係しています。ナトリウムチャネルNa_v1・7の欠損は先天性無痛症になり、Na_v1・7の1つのアミノ酸の変異は遺伝性有痛症になります。これらのことから、痛みはチャネル病といえるのです（図43）。

記憶学習と慢性痛は同じメカニズム

このような痛みの研究が進歩することにより、痛みに伴う「脊髄の中枢性感作」に関係する分子・機構は、海馬の記憶学習で見られる長期増強など神経回路の可塑的変化に関わる分子・機構と驚くほど共通性のあることがわかってきました。海馬の記憶学習でも、カルシウム依存性リン酸化酵素が重要な役割をしています。樹状突起のスパインは、ニューロンの活動により大きくなったり、数が増えたりすることにより、神経の可塑的変化が引き起こされます。脊髄でも樹状突起のスパインの数や形の変化を見ることができます。

海馬の長期増強は、記憶の固定化に役割を果たすのにいくつかの基本的性質があります。一つはシナプスの伝達強化は反復刺激です。もう一つはシナプス後ニューロンでのタンパクのリン酸化です。記憶・学習のメカニズムは、軟体動物アメフラシのエラ引っ込め反応の研究をしたカンデルとスクワイアの著書の訳本『記憶のしくみ　上・下』がブルーバックスから出版されていますのでそれを読まれるといいでしょう。カンデルは2000年に「神経系における情報伝達に関する発見」で、神経系におけるタンパクのリン酸化酵素の研究を行ったグリーンガードらとともにノーベル生理学・医学賞を受賞しました。

カプサイシンとグルタミン酸の強い刺激は後根神経節ニューロン、中枢神経系ニューロンの細胞死を引き起こします。アルツハイマー病は細胞死によりニューロンの数が減少し、覚えないといけないことが覚えられなくなり、認知機能が低下する病気です。痛みは本来、侵害刺激に対する警告反応であると同時に、炎症や神経障害では、損傷部位の動きを抑え安静にして、治癒を促進する役割があります。しかし、痛みの原因が取り除かれないと、痛みは持続し、慢性化します。慢性痛では、痛みの役割は失われ、覚えなくてもいいことを学習し、脳に記憶することになります。その強度が強くなればなるほど痛みは弱い刺激でも感じるようになり、長く続きます。

認知行動療法による負の痛みの記憶の消去

脳は全身に点在する感覚受容器から入る情報を随時分析すると同時に、過去の経験、意識レベル、期待や価値観とも相互作用して、慢性痛の患者が意味付けをして作り上げた世界を形成しています。患者一人ひとりの痛みの体験に対する反応の豊富さや複雑さは意識的な経験に基づく疼痛行動パターンを生み出し、主観的になり、それが治療を難しくしています。慢性痛は痛みの体験を忘れる機会よりも、痛みの体験を呼び起こす機会が多いあるいは持続している病態といえ、痛みを伴う行動への恐怖、不安などを引き起こします。条件付けされた痛みの記憶は、痛みを生じない状態で条件付けされた刺激を繰り返すことにより、負の痛みの記憶を消去することができるという考え方が認知行動療法に取り入れられています。

世界疼痛学会がシドニーで開催された2005年8月に、認知行動療法で有名なシドニー大学ロイヤル・ノース・ショア病院の疼痛管理研究所を訪問し、短期間入院した慢性痛の患者の集中治療を見学しました。オーストラリアのような集中治療は日本の現行の医療保険制度に取り入れることはむずかしく、これまで普及していませんでした。ところが最近、喜ばしいことに、日本でも慢性腰痛の患者に対して認知行動療法が積極的に取り入れられ、前部前頭葉の活性化が治療効果と関連することが明らかにされています。また、下行性疼痛抑制系に関わるセロトニンとノルアドレナリンは、シナプス終末に再取り込みされて作用が終了するので、再取り込みを抑制してこれらの作用を長引かせるセロトニン・ノルアドレナリン再取り込み阻害薬が神経障害性疼痛やうつ病の治療に用いられています。

痛みの評価は現在でも数値的評価スケール（図7）など主観的な評価法が用いられていることをお話ししました。しかし、痛みの感じ方の個人差やゆらぎはデフォルトモードネットワークと下行性疼痛抑制系の連結の強さの個人の特性（図32）とすると、ｆＭＲＩでとらえられるデフォルトモードネットワークの機能イメージングが認知行動療法をはじめとする慢性痛患者の客観的評価につながると考えられます。感情的要素が大きい慢性痛患者にｆＭＲＩによる客観的評価法が取り入れられれば、それぞれの患者の慢性痛の要因を見つけ、デフォルトモードネットワークと下行性疼痛抑制系の連結を強める個別化治療につながることが期待できます。

第5章

痛みの治療はどこまで進んでいるのだろう

5.1 着目される痛みの治療薬・治療法の紹介

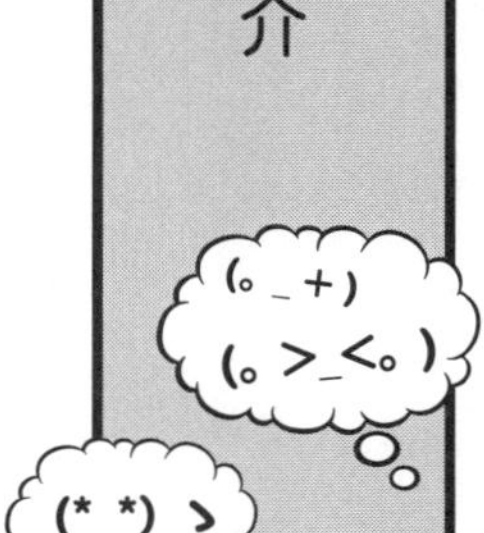

痛みの研究成果が創薬と結びついて、新しい治療薬が次々と慢性痛の患者の治療に用いられています。アスピリンに代表される消炎鎮痛薬は飲みすぎると胃潰瘍や腎障害の副作用があるので、安全なアスピリンとして選択的なプロスタグランジン合成酵素阻害薬、片頭《へんず》痛《つう》にはトリプタン製剤、下行性疼痛抑制系を賦活化するセロトニン・ノルアドレナリン再取り込み阻害薬などが開発され、治療の有効性が確かめられています。帯状疱疹後神経痛には抗てんかん薬が効果を示す患者がいて、その治療にも光がさしてきました。

これまで製薬会社は、化学合成した低分子化合物をスクリーニングして、その中から動物実験でその安全性と有効性を確かめ製品化してきました。しかし最近、治療薬として生物を起源とするモノクローナル抗体やワクチンといった高分子の生物製剤が脚光を浴びています。免疫反応は細菌、ウイルスやがん細胞など自己でない（非自己）と判断した物質や微生物に対して抗体を作り、がん細胞をやっつける免疫細胞を活性化して排除する、生体の防御システムです。非自己と認識するタンパクや細菌などの高分子、巨大分子に対しては、さまざまな部分を抗原として抗体ができるので、抗血清はさまざまな抗原を認識する抗体クローンの集団（ポリクローナル抗体）です。安定した治療薬を得るためには、単一の抗原だけを認識する抗体、モノクローナル抗体が治療に用いられます。

関節リウマチには抗腫瘍壊死因子抗体、がん性疼痛にはモルヒネに加えて、最近では抗神経成長因子抗体が試されています。このように、1980年代以降の分子レベルの痛み研究はめざましいものがあり、慢性痛の原因の的確な診断により、患者に合わせた治療ができる時代になっています。これから、現在の痛みの治療と関連する興味深いトピックスについて簡単に紹介しましょう。

胃潰瘍を生じない安全なアスピリン

古代ギリシャのディオスコリデスの『薬物誌』には、古くから痛み止めとして用いられたモルヒネだけでなく、セイヨウヤナギの白い葉の煎じ汁について「その煎じ汁は痛風の優れた罨法剤《あんぽう》（外用剤）である」と記載されています。ヨーロッパでは古くからセイヨウヤナギの煎じ薬は痛風、リウマチ、神経痛、歯痛などすべての痛みに使われていました。煎じ薬は非常に苦く、飲み薬としてではなく、外用剤として使用されました。現在でも、末梢組織の炎症を抑えるために、シップ薬の中に非ステロイド性消炎鎮痛薬が混ぜ込まれています。ヤナギの煎じ薬の有効成分から合成されたアスピリンが登場して100年以上経った現在も、アスピリンは消炎鎮痛薬としてゆるぎない地位を保っています。しかし、関節リウマチの治療に一定期間、飲み薬として服用した場合、胃潰瘍、いわゆるアスピリン性潰瘍の発症率は15〜30%にのぼり、消化管出血は1〜2%と重篤な副作用を引き起こし、0・2%が死亡していました。このように、毎年多くの人に消化管出血、腎障害、血小板凝集障害などのアスピリンの副作用が生じ、問題となっていました。

プロスタグランジンは炎症反応だけでなく、健康な時にも、胃粘膜の保護、血小板凝集、血管拡張、利尿、子宮筋収縮などさまざまな役割があります。1990年代に入ってアラキドン酸からプロスタグランジン産生の最初の酵素プロスタグランジン合成酵素（COX）（図35）の遺伝子が同定されたことにより、COXにはCOX－1とCOX－2の2種類の酵素があることがわかりました。COX－1がさまざまな組織のほとんどの細胞に発現し、胃粘膜の保護、利尿作用、血小板凝集といった生理的な役割を担うのに対して、COX－2は炎症反応に関わっています。アスピリンをはじめとする従来からある消炎鎮痛薬による胃潰瘍や腎障害などの副作用は、鎮痛作用だけでなくCOX－1の生理作用も抑制するためと考えられました。「よりよいアスピリン、より安全なアスピリン」というスローガンのもとに、胃潰瘍などの副作用の少ないCOX

－2に選択的な阻害薬の開発が強力に進められ、その開発は成功しました。

プロスタグランジンは爪に2本の脚が長く伸びた構造をしています。アラキドン酸がCOXの中に入り込んで爪の部分が作られます。COX－1とCOX－2の阻害薬の選択性の違いは、たった1つのアミノ酸の違いです。COX－2では〝くぼみ〟ができ、そのくぼみに入り込める構造を持った化合物は酵素反応の材料のアラキドン酸が入り込めないように、COX－2の入り口をふさぐことができます。しかし、くぼみができないCOX－1には入り込めないので、選択的なCOX－2阻害薬を合成することができました。このようにして開発された選択的COX－2阻害薬のプロスタグランジン産生における役割を調べると、期待通り、炎症反応に関係するプロスタグランジンの産生を抑制しましたが、血小板の凝集や胃粘膜の保護などの生理的な役割に必要なプロスタグランジンの産生は抑制しませんでした。COXのようにプロスタグランジンの合成反応を触媒する2種類の酵素がある場合には、副作用の少ない選択性のある薬を作ることができます。

副作用で鎮痛薬にならなかったカプサイシン受容体拮抗薬

カプサイシンを生まれたての動物に注射すると、脱感作して無痛状態になることは前に紹介しました。さらに、カプサイシン受容体の遺伝子欠損マウスは熱に対する痛覚過敏反応を引き起こさないことが確かめられました。カプサイシン受容体の発見以前から、高用量のカプサイシンは脱感作で鎮痛作用を発揮することがよく知られていたので、アメリカでは帯状疱疹後神経痛の治療にカプサイシンクリームが用いられてきました。ところがカプサイシンクリームを使用すると、脱感作が生じる前に、最初のカプサイシンの刺激作用に伴う痛みに耐えかねて、カプサイシンクリームの治療を断念する患者が少なからずいます。カプサイシン受容体の活性化を抑える薬、カプサイシン受容体拮抗薬は、アスピリンをはじめとする非ステロイド性消炎鎮痛薬に代わる新しい選択的な鎮痛薬になるという期待のもと、いくつかの製薬会社でその開発が強力に推進されました。ある製薬会社が開発した化合物は、カプサイシン受容体に選択的で非常に低濃度で鎮痛効果があることや、飲み薬になることから、新しい理想的な鎮痛薬として期待されました。動物実験で期待通りカプサイシンによる疼痛反応を抑えるだけでなく、炎症に伴う痛覚過敏反応を抑制しました。ところが困ったことに、この化合物を投与したすべての動物で、鎮痛作用と同時に体温上昇が見られたのです。カプサイシンを投与しますと末梢血管を拡張するとともに、代謝による熱産生を抑制して数時間にわたって体温の低下を起こします。カプサイシン受容体拮抗薬は、カプサイシンの作用と反対に、熱の損失を減らして体温の上昇を引き起こしたのだと理解できます。ヒトの臨床試験で、個人差があるとはいえ、親知らずの抜歯時にカプサイシン受容体拮抗薬を使用された患者で、40℃を超える状態が長期間持続したことは見過ごすことができない重大な副作用で、薬の開発は中止されてしまいました。

副作用がない医薬品を開発するための製薬会社の戦略は、標的になる分子にできるだけ選択的に働く分子を合成することにあります。科学が進歩して副腎皮質ホルモン、いわゆるステロイドホルモンや鎮痛薬モルヒネの作用が分子レベルで解明されると、多彩な作用を示すにもかかわらず、これらの標的分子の受容体は1つしかないことがわかりました。図30に示したストレスで産生が増加する副腎皮質ホルモンや内在性オピオイドペプチドは、精緻にコントロールされています。生体でコントロールされて作られる量より多い合成ステロイドやモルヒネが治療に用いられる場合には、副作用が出ないように注意して使用する必要があります。ステロイドホルモン、モルヒネやカプサイシンの受容体は1つしかないので、わたしたちが望む薬の効果と望まない副作用を切り離すことができません。製薬会社はカプサイシン受容体の拮抗薬の選択性を追い求めた結果、鎮痛作用と体温上昇の副作用を切り離すことができず開発を断念せざるを得ませんでした。皮肉なことに、この拮抗薬はカプサイシン受容体が健康な時に体温調節に重要な役割をしていることを明らかにするという、科学的な意義を持つことになりました。

生物製剤の登場で変わった関節リウマチの治療

関節リウマチは関節滑膜の炎症が主な症状の慢性疾患で、免疫システムが自分の関節を攻撃することが原因です（図44A）。関節リウマチでは関節に侵入してきた免疫細胞から、腫瘍壊死因子をはじめとする炎症症状を引き起こすタンパクや骨を溶かす細胞を呼び寄せるタンパクが分泌されます。関節炎が進行しますと、関節軟骨や骨が破壊されて関節機能が低下し、図44Bのように手指関節が「白鳥の首」状になるスワンネック変形が起こり、激しい痛みと発熱といった症状が出ます。ここまでくると、日常生活の障害や生活の質の低下をもたらし、生きる希望さえ失わせてしまうことがあります。これまでの関節リウマチの目標は、炎症をできるだけ鎮静化させ、痛みを取り除くことにより、患者の生活の質を維持・向上させることでした。そこで慢性の関節リウマチ患者に長期投与できる安全なアスピリンとして選択的COX－2阻害薬が開発され、慢性関節リウマチの治療薬として承認されました。

しかし、腫瘍壊死因子に対するモノクローナル抗体レミケードは関節リウマチの治療法を根本的に変えました。このレミケードの開発については、『新薬誕生』（ロバート・L・シュック著）に詳細に書かれていますので、その一部を紹介しましょう。

レミケードの治療効果を調べるために、ロンドンのケネディ・リウマチ研究所の関節リウマチの患者に投与されました。ほとんど階段を下りることができなかった若い女性の患者が、レミケードの2回目の注射を受けた4週間後には階段を踊りながら下りてくることができました。この臨床試験は、医師も患者もレミケードと偽薬のどちらが投与されたかわからない二重盲検試験で

A

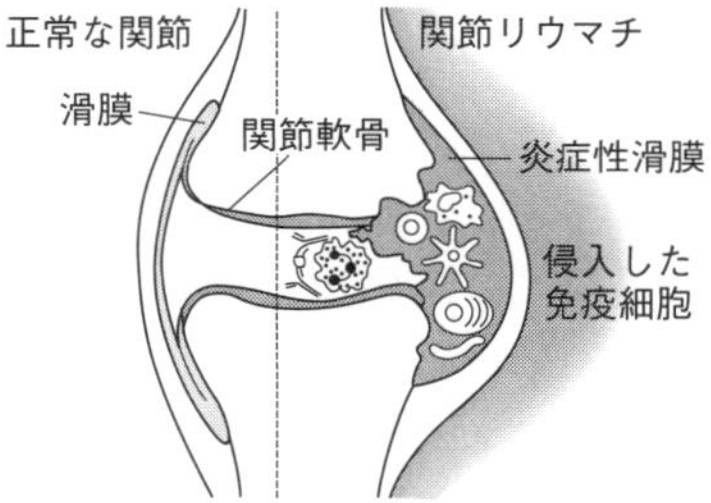

B

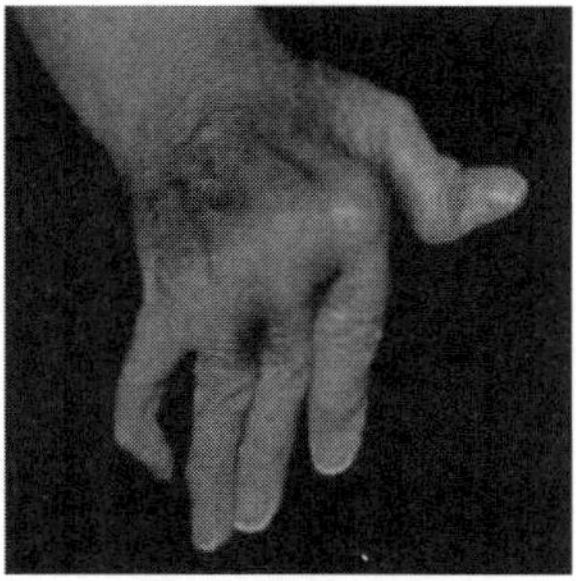

図44　**関節リウマチの炎症の模式図と患者の手指**

A：正常な関節（破線の左）と関節リウマチの関節（破線の右）。

B：関節リウマチによるスワンネック変形と呼ばれる手の変形

(Nature Review Immunology 2: 364-371より改変)

行われました。レミケードを投与されたほとんどの患者はふつうの生活に戻ることができましたので、誰にレミケードが投与されたか簡単にわかってしまうほど、その効果は劇的でした。

この約50年前に、ステロイドホルモン活性を持つコルチゾンを29歳の寝たきりの慢性関節リウマチの女性患者に投与したところ、劇的な効果が見られました。翌日痛みが取れて、歩くことも難しかった患者が踊れるようになったということが「ニューヨークタイムズ」の一面を飾って有名になりました。レミケードの話はステロイドホルモンが抗炎症薬としての地位を確立した話とよく似た筋書きですが、ステロイドホルモンは鎮痛作用、レミケードは関節リウマチそのものを治療する点が大きく異なっています。

2002年以降、関節リウマチの診療ガイドラインではできるだけ早期に関節リウマチの診断を下して、進行度を評価した後に、抗リウマチ薬を中心とした治療を開始し、効果が不十分の場合には生物製剤を投与する流れが一般的になりました。選択的COX－2阻害薬やステロイド薬も抗リウマチ薬の効果が出るまでの消炎鎮痛薬として使われています。痛みは原因を治療することで完全に除去できますので、関節リウマチでは早期に診断して、病気が進行する前に治療することが重要です。

レミケードは慢性関節リウマチだけでなく、クローン病にも劇的な治療効果を示します。クローン病は腹痛、下痢、発熱、体重減少などの症状を示す小腸、大腸の炎症性慢性疾患です。レミケードは関節リウマチやクローン病だけでなく、多くの疾患に適用されるようになっています。これまでの低分子化合物の薬剤は組み合わせにより治療効果を発揮しますが、レミケードは1つの薬で多くの病気をその原因から治療する薬です。レミケードの効果の追跡調査では、臨床症状の改善以上に関節リウマチの治療効果を示しました。というのも、服薬を中止した後も、関節の破壊が停止し、関節の構造的な損傷がよくなり、腫れも引き、痛みもなくなり、効果が長期間持続したのです。これまで、クローン病や関節リウマチの重症患者は、死にたくなることもあるほどの痛みがあり、生命に危険なほど衰弱し、日常生活が送れない状態でした。レミケードは、画期的な治療薬が開発され原因疾患を治療することにより、痛みがなくなるいい実例といえます。

最近注目を集めている悪性黒色腫や肺がんのがん免疫療法に用いられている治療薬も、生物製剤です。生物製剤の問題点は高価なことで、国の医療費を圧迫するのではないかという議論がなされ、適用範囲が広がる生物製剤の薬価を切り下げる方向に動いています。

−50年間治らなかったカウザルギー（神経損傷）の神経再生治療

末梢神経が傷害されて慢性痛になる原因はさまざまです。けがによる神経損傷や帯状疱疹などの感染だけでなく、抗がん剤やキノコ毒などの化学物質、糖尿病やアルコールなどによる代謝異常でも末梢神経に病的変化をもたらします。しかし、坐骨神経など脊髄から皮膚や筋肉を支配している末梢神経は、脳や脊髄の中枢神経系と異なり、強い神経再生能力を持っています。けがや手足の切断で神経を損傷した後に適切な治療が施されない場合、神経再生能力が仇となり、切断された神経が目的地を失って糸玉のような神経の塊をつくったり、あるいは皮膚に行くべき神経が筋肉の膜など別の部分に付きますと、そっと触ったり体を動かしたりするだけで耐え難い痛みが何ヵ月、何年も続くことになります。

これまで何度も登場していますカウザルギー、現在、複合性局所疼痛症候群という難しい名前が付いたこの神経障害性疼痛は、外傷後に起こる手足の長引く痛みで、1864年に最初に報告されて以来、つい最近まで、治らないと考えられてきました。ところが、2005年に最新の生体組織工学の技術を用いた神経再生手術でカウザルギーが治ることが報告されたので、早速、手術を執刀された稲田《いなだ》有史《ゆうじ》医師（現関西医科大学非常勤講師）を訪ねてお話を伺いました。毒キノコ中毒の場合には1ヵ月で退院できるとわかっていますが、カウザルギーの場合は痛みに加え、その症状は患者によりさまざまで、時間とともに変化します。ひどい場合は、仕事に就けず、人の世話に頼って生活をすることになります。「治らないと考えられてきた痛みが取れることはうれしいことですが、長い闘病生活の間に培われた心理的要因、社会的要因が複雑に絡み合っているので、痛みを治療することは単純ではありません」と話されたことが心の隅に残っています。

2015年4月24日の「神戸新聞NEXT」（電子新聞）に「顔面の筋肉を動かす神経が切

れ、足にも鉄粉が残ったまま、重ねた手術は20回を超えた。『元通りの顔を取り戻したい』『普通に歩きたい』。その一心で治療を求め続けた尼崎ＪＲ脱線事故の負傷者、ＴＭさんが、今年1月、足の手術に成功し、1日1万歩歩けるまでに回復した。『同じように痛みに苦しむ人に諦めないことを伝えたい』」という記事が掲載されていました。この記事の続き、「昨年6月には歩けないほどの痛みに襲われた。稲田有史院長の診察を受けると『このままでは車いす利用になる』と宣告された。今年1月に損傷した左足首の神経の修復手術に成功。顕微鏡での手術で、たくさんの鉄粉が見つかった。事故車両の鉄粉が10年もの間、体内に残ったままだった」という記事の中に稲田院長の名前を見つけて、神経損傷で長年苦しむ患者が痛みから解放される喜びが目に浮かびました。

末梢神経の再生についても簡単にお話ししましょう。末梢神経は再生能力が強いので、損傷された神経線維は目的地を失うと糸玉のような神経の塊ができ、体を動かしたり、熱の刺激をうけたりすると痛みを引き起こす発生源になります。神経線維を切断しますと、後根神経節から切りはなされた神経はきれいに掃除され、末梢神経の支持細胞が作る髄鞘（図23）だけが神経の通り道として残ります。手術で切断した神経の端をチューブでつないでおくと、後根神経節から伸びた再生神経はチューブの中ではゆっくり再生しますが、チューブの端に到達してから髄鞘の通り道を通って手足の先端まで到達するのは非常に早いのです。髄鞘の通り道や手足の末梢組織から分泌される神経成長因子が再生神経の伸長を促し、伸びる方向を決定します。髄鞘の通り道では、神経線維の伸長を促すために栄養も供給しています。神経成長因子は末梢神経の再生を促す一方、がん細胞が転移した骨組織では不要の感覚神経を増やして痛みを引き起こす諸刃の刃です。このことを次に説明します。

末梢神経線維の増加で生じるがん性疼痛

現在、日本では年間約100万人ががんを発症し、36万人ががんで死亡しています。死亡原因のトップで、年々少しずつ増加しています。がんに伴う痛みはどの時期にも存在しますが、多くの患者はがんが進行するにつれ、痛みの強さを10段階で表す評価法で中等度以上の強い痛みを経験するようになります。膵臓がん、骨肉腫などでは、がんができたところで痛みが生じますが、乳がん、肺がん、前立腺がん、腎がんなど多くのがんでは脊椎、肋骨、骨盤などの骨に転移をして強い痛みを引き起こします。がん性疼痛は、はじめはにぶい、あるいはうずきを感じるような持続的な痛みですが、がんが進行するにつれて強度が増していきます。

70〜90%のがん患者ががんの進行や転移によりがんによる痛みを体験しています。がん性疼痛の薬物療法は、世界保健機関（WHO）方式の「3段階除痛ラダー」が一般的に用いられています。第1段階はアスピリン、アセトアミノフェンなどの非オピオイド鎮痛薬で治療を始めます。

そして、痛みが増すにつれ、第2段階では効果の弱いオピオイドを追加し、さらに痛みが強くなると、第3段階では効果の強いモルヒネを使用します。緩和ケアチームや緩和ケア病棟では鎮痛薬使用の5原則に沿って患者ごとに、きめ細かに適切に使用することで、80%の患者のがん性疼痛をコントロールできます。しかし、例外もあり、オピオイドでコントロールされている患者でも、自発的あるいは体動に伴う一過性の激痛発作、突発痛が時々生じ、強い痛みで患者は衰弱し、コントロールするのが難しい場合もあります。

このようにがんの進行に伴って変化するがん性疼痛における神経成長因子の役割が、動物実験で明らかになりつつあります。骨組織は皮膚と異なり、太い有髄神経はなく、細い有髄の感覚神経と無髄の感覚神経の支配を受けています。太い有髄の感覚神経がないということは、硬い骨には触刺激を受容する必要がないということでしょう。がん細胞が骨組織に浸潤しますとがん細胞の増殖、骨破壊が始まり、酸性化して骨を吸収する過程で、酸感受性イオンチャネルやカプサイシン受容体（図20）が活性化されて痛みが生じます。骨に転移したがん細胞から遊離された神経成長因子が無髄の感覚神経を増殖させ、がん組織の神経線維の密度は10～70倍に増大します（図45）。本来伸びる所ではない所にある感覚神経は雑草のようにはびこります。この結果、無髄の感覚神経上の侵害受容器は少しの体動により、あるいは自発的に活性化され、突発痛の原因になると考えられます。神経成長因子の抗体をがん細胞が骨に転移している動物に投与すると、無髄

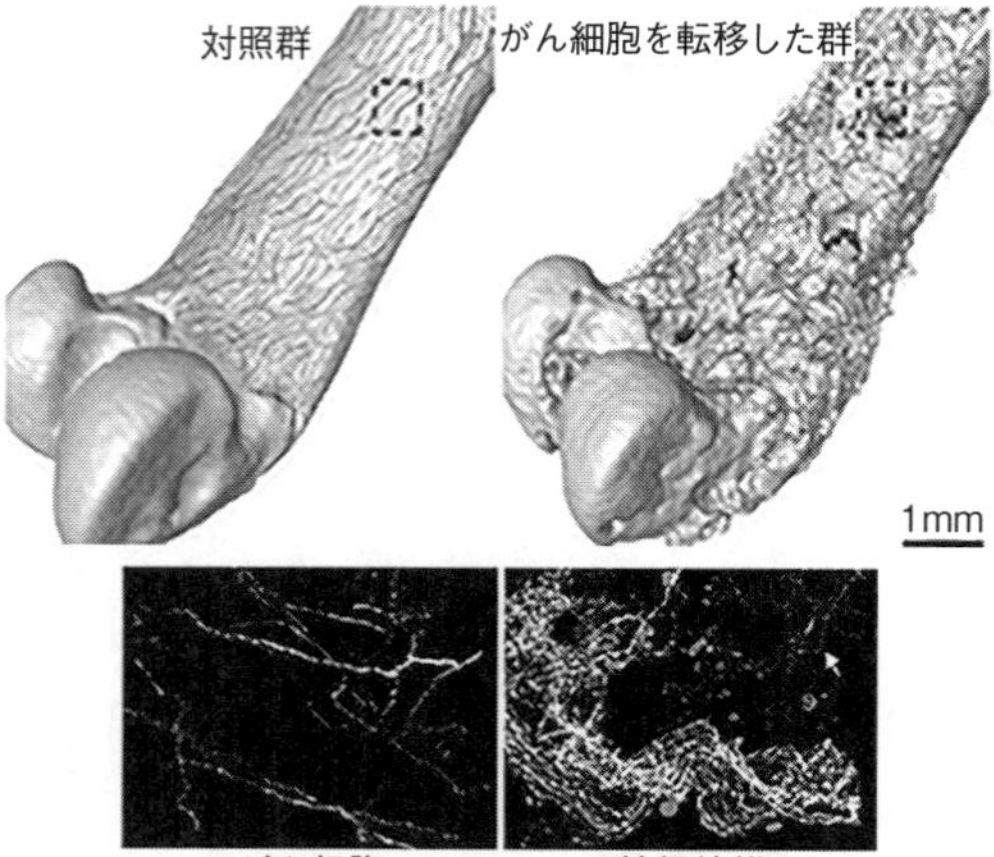

図45 がん細胞が転移した骨での感覚神経線維の増加

がん細胞が転移した骨では無髄の神経線維が顕著に増加しています。
(Neuroscience 171: 588-598より改変)

の神経線維の増加とがん性疼痛が抑制されたことから、現在、神経成長因子に対する抗体試薬の臨床試験が行われています。

光刺激による片頭痛発作の前兆

コメカミから目のあたりが、ズキンズキンと心臓の拍動に合わせるように激しく痛む片頭痛は顔面を支配する三叉神経と、それが取り囲む脳の血管系の活性化による発作性の頭痛です。神経・血管の相互作用と機能異常によるため、その病態は患者により異なり、片頭痛は1つの病気というより症候群といえます。そして、強い痛みで悪心・嘔吐を伴う片頭痛の患者の日常生活、社会生活に多大な影響を与えうる病気です。不思議なことに、片頭痛の患者の3分の1は片頭痛の発作の前に光刺激による前兆がありますが、なぜ起きるのかはわかっていませんでした。最近、光刺激による片頭痛発作の前兆のメカニズムがわかってきましたので紹介しましょう。

正常な視力を持つ約90％の患者では、光刺激により片頭痛がひどくなる経験を持っています。不思議なことに、視力がない患者でも、視神経が正常な場合は、光刺激により痛みが強くなりましたが、視神経が完全に損傷されている患者では光刺激により痛みが強くなることはありませんでした。最近、網膜には物を見るのに必要な光受容器以外に、一日24時間のリズム、概日（サーカディアン）リズムを形成するための光受容器があり、この受容器が片頭痛の患者の光感受性に関係していることがわかってきました。概日リズムはいわゆる体内時計で、外国に旅行した時に起こる時差ぼけの原因です。大脳を包む膜にある動脈や頭の表面にある動脈で生じる痛みは、主に三叉神経を介して大脳皮質の体性感覚野に伝えられています。さらに、視神経と三叉神経の神経線維は視床で合わさり、視床から体性感覚野や視覚野に情報が流れると片頭痛の悪化や光刺激の前兆が起きることになります（図46）。

片頭痛は血管を収縮させるセロトニンの減少と、反対に血管を拡張させる一酸化窒素が産生され血管が拡張することによって、血管を取り巻く三叉神経の興奮性が増して発作が起きると考えられています。片頭痛の前兆は、研究段階ですが、脳の機能的イメージングでとらえられていま

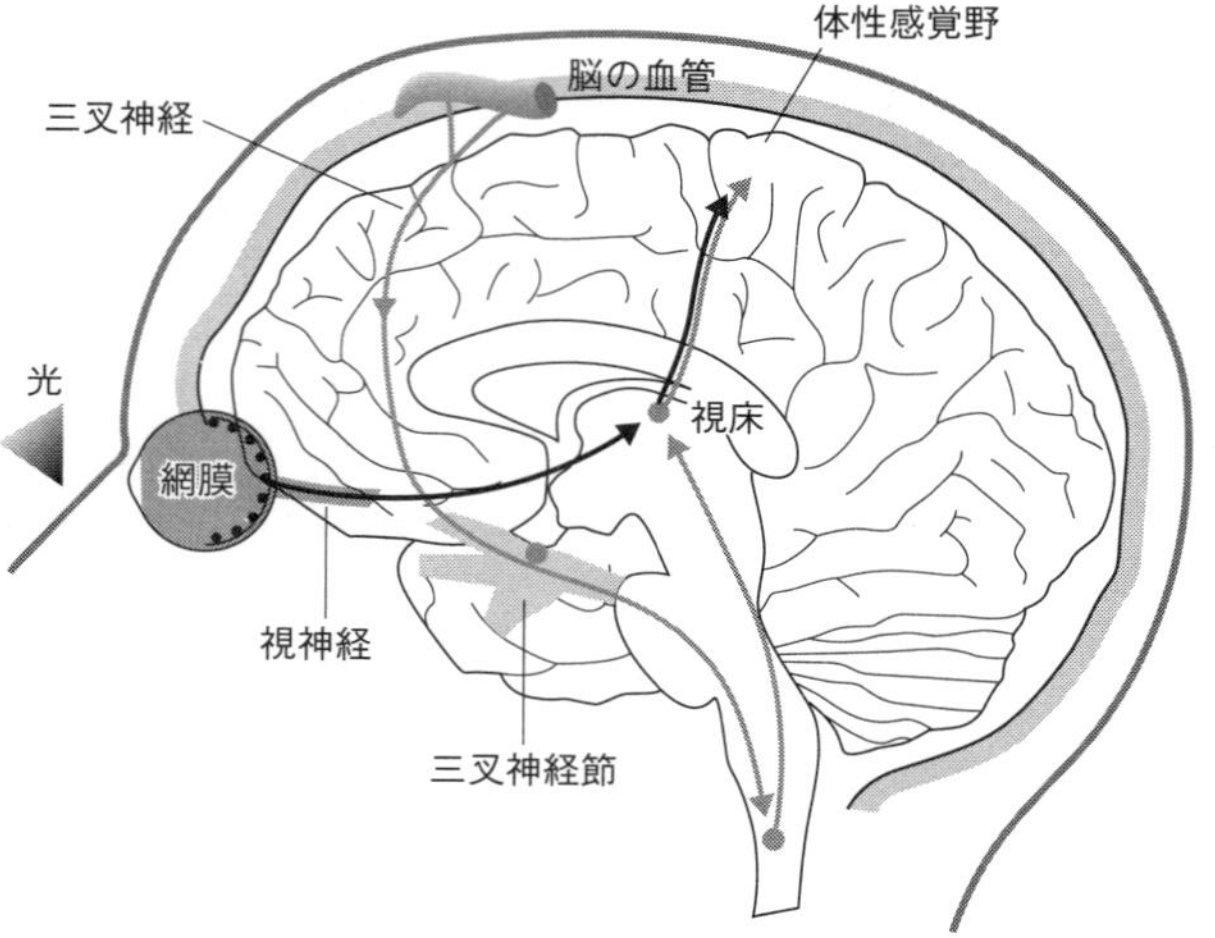

図46　片頭痛における光恐怖症の出現メカニズム

硬膜の血管に投射する三叉神経は網膜からの視神経と視床で合流します。この経路が光刺激による痛みの増強や片頭痛の前兆に関係することが提唱されています。（Pain154-S44-53より改変）

す。脳の血管の拡張を抑えるセロトニンの受容体を活性化する飲み薬トリプタン製剤が発売されて以来、従来の片頭痛治療薬に代わってトリプタン製剤が片頭痛の急性期治療薬としてその主流を占めつつあります。頭痛にはいくつかのタイプがありますので、治療効果を得るには片頭痛を正しく診断されることが大切です。

5.2 高齢社会における痛みの治療

高齢者の完全に除去できない痛みと日常活動動作の到達目標

第二次世界大戦が終わった直後の１９４７年の日本人の平均寿命は男子が50・０６歳、女子が53・９６歳でした。戦後の経済発展と医学・医療の進歩により、高度経済成長期の終わり頃の１９７１年には男女とも70歳を超えました。高齢社会を迎えた日本にあって、２０１５年の平均寿命は男子が80・７９歳、女性は87・０５歳と、男性も２０１３年に80歳を超え、日本は世界の長寿国の一つです。２０１５年には、４人に１人が65歳以上となりました。

高齢者の特性は個人差が非常に大きいことです。日曜日の早朝、東海自然歩道の西の出発点、箕面の滝にいきますと、駅から滝まで２㎞の道をウォーキングしている高齢者を数多く見かけます。皆さんいたってお元気で中には走っている方もいます。健康な高齢者では運動をすることにより、筋力の増強と筋肥大の効果が得られ、骨量を増加あるいは維持する効果もあります。運動を続けるには強い意志が求められますが、まだまだ若い人に負けないぞというやりがいや楽しみも出てきます。一方、運動しないと痛みが生じ、痛いと運動できないという悪循環で、心肺機能や認知機能が低下してきます。高齢者が一度障害を持つと活動性が低下し、加速度的に廃用症候群が生じます。その結果、日常生活動作だけでなく、生活の質も著しく低下して、容易に「寝たきり老人」になってしまいます。高齢社会を迎えた日本では医療の質が変化し、治療から介護の比重が大きくなり、いかに健康寿命を延ばすかが重要になっています。

ヒトは二足歩行により腰や下肢に負担が増した上に、医療の進歩により寿命が延びた現代では、多くの高齢者は腰痛や膝痛を訴えています。筋力の低下には、加齢変化に伴う筋力の低下と、活動性の低下による二次的な筋力の低下があります。活動性が低いほど下肢筋力は低下します。骨は既存の骨の吸収と形成が連携して新しい骨に置換され、再構築が行われています。骨の加齢変化で最もよく知られているのが骨量と骨密度の変化です。この過程には女性ホルモンが関係していますので、閉経後の女性は男性より骨量の減少が大きく、骨粗鬆症になりやすいです。久しぶりに、ラジオ体操で上体を前に曲げたり、胸をそらせたりすると、小学校の時と比べると驚くほど体が前後に曲がらなくなっていることに気がつきます。関節の可動域が減少しているのです。関節や腱、靱帯にも老化がきています。

高齢者の慢性痛の要因はさまざまですが、筋肉、骨、関節、神経、血管などの加齢変化は防ぐことができません。それらの機能を維持したり、加齢変化を遅らせることはできても、若返らせることはできません。そして、加齢変化は歩行能力の低下や転倒の増加をもたらします。高齢者は加齢変化だけでなく、糖尿病や高血圧など複数のさまざまな疾患を持っている場合も少なくありません。その場合、完全に痛みを除くことに目標を置くのではなく、痛みを受容しながらいかに日常生活や社会生活の活動を支障なく行えるかに目標が置かれます。高齢者の治療では、最新の治療方法よりは、現状を維持するための個別化治療が必要になります。自立した生活が送れる健康寿命を延ばして、健康で長生きしたいものです。

科学で答えが出せないスピリチュアル・ペイン

世界保健機関は1993年に「患者は痛みをコントロールするために必要な鎮痛薬を要求する権利があり、医師にはそれを投与する義務がある。痛みから解放されることは、すべてのがん患者の権利と見なすべきである」と提言しました。過去30年間、日本人の死因の第1位はがんで、厚生労働省はがんの罹患率と死亡率の激減を目指して、対がん10か年総合戦略を実施してきました。この間、がんの診断・治療方法が進み、診断・治療を開始してから5年後に生存しているがん患者の割合（5年生存率）が増加し、がん全体で完治できる患者は6割になっています。医療の進歩により、以前のようにがんの告知が即、死の宣告という状況ではありません。ところが、治癒率が高くとも、患者一人ひとりにとって、がんで死ぬか死なないかは確率の問題ではなく、がんが告知されたら一度は死について考えることには変わりありません。

私の書棚には、学生時代に読んだキューブラー＝ロスの『死ぬ瞬間』があります。彼女はスイス生まれの精神科医で、変色した本の帯には「死ぬ前に人間は何を考えるか。死ぬ直前の心理は、恐怖か、迷いか、悔恨か。〝死に至る〟深層心理の衝撃の記録」と書かれていて、彼女は死に直面した患者には5つの段階、否認・怒り・取引・抑うつ・受容があることを提唱しました。これは、ホスピスの基本概念となっています。

最初に紹介しました滋賀県立成人病センターの堀緩和ケアセンター長は、彼の著書『緩和ケア医が見つめた「いのち」の物語』の中で「生と死の根本的な問題についての魂の痛みを、霊的痛み（スピリチュアル・ペイン）と呼んでいます。人はなぜ生き、なぜ死ぬのか、生きる意味は何なのか、死後の世界はあるのかなど、科学的には答えの出せない問題です。死を前にした人間に突きつけられる、究極の問いかけです」と書いています。全く同感です。これまで最近の医学・医療の進歩に基づいて「痛覚のふしぎ」について説明してきました。肉体的な痛みは除けても、精神的な痛みについては、医療の及ばないところにあります。その痛みがあるとすれば、その人の人生そのものだからです。

滋賀県立成人病センター緩和ケア病棟は新館の10階、西は琵琶湖、東は近江富士の三上山が望めます。寝たまま入浴できる浴室だけでなく、グランドピアノが置かれコンサートや音楽療法が行われるデイルーム、床の間があり、お茶をたてることができる和室、ボランティアによるコーヒーなどを飲むことができるがん患者サロン、家族が宿泊できる部屋があり、入院しても患者と家族が「自分らしく」過ごせる空間となっています。痛みは人類有史以来の克服すべき課題ですが、死を迎える時は肉体的にも精神的にも苦痛なく安らかに迎えたいものだと思っています。

〈人名〉

〈た行〉

〈さ行〉

索引

〈アルファベット〉

〈あ行〉

〈か行〉

N.D.C.491.3　218p　18cm

ブルーバックス　B-2007

痛覚《つうかく》のふしぎ
脳で感知する痛みのメカニズム

2017年３月20日　第１刷発行
2022年１月20日　第２刷発行

著者　伊藤誠二《いとうせいじ》
発行者　鈴木章一
発行所　株式会社講談社
〒112-8001 東京都文京区音羽2-12-21
電話　出版　03-5395-3524
販売　03-5395-4415
業務　03-5395-3615
印刷所　（本文印刷）豊国印刷株式会社
（カバー表紙印刷）信毎書籍印刷株式会社
本文データ制作　講談社デジタル製作
製本所　株式会社国宝社

定価はカバーに表示してあります。

ISBN978−4−06−502007−4

発刊のことば

科学をあなたのポケットに

二十世紀最大の特色は、それが科学時代であるということです。科学は日に日に進歩を続け、止まるところを知りません。ひと昔前の夢物語もどんどん現実化しており、今やわれわれの生活のすべてが、科学によってゆり動かされているといっても過言ではないでしょう。

そのような背景を考えれば、学者や学生はもちろん、産業人も、セールスマンも、ジャーナリストも、家庭の主婦も、みんなが科学を知らなければ、時代の流れに逆らうことになるでしょう。

ブルーバックス発刊の意義と必然性はそこにあります。このシリーズは、読む人に科学的に物を考える習慣と、科学的に物を見る目を養っていただくことを最大の目標にしています。そのためには、単に原理や法則の解説に終始するのではなくて、政治や経済など、社会科学や人文科学にも関連させて、広い視野から問題を追究していきます。科学はむずかしいという先入観を改める表現と構成、それも類書にないブルーバックスの特色であると信じます。

一九六三年九月　　野間省一

ブルーバックス　医学・薬学・心理学関係書（I）

569　毒物雑学事典　大木幸介
921　自分がわかる心理テスト　桂 戴作／芦原 睦＝監修
1021　人はなぜ笑うのか　志水 彰／角辻 豊／中村 真
1063　自分がわかる心理テストPART2　芦原 睦＝監修
1117　リハビリテーション　上田 敏
1176　考える血管　児玉龍彦／浜窪隆雄
1184　脳内不安物質　貝谷久宣
1223　姿勢のふしぎ　成瀬悟策
1229　超常現象をなぜ信じるのか　菊池 聡
1230　自己治癒力を高める　川村則行
1258　男が知りたい女のからだ　河野美香
1306　心はどのように遺伝するか　安藤寿康
1315　記憶力を強くする　池谷裕二
1323　マンガ　心理学入門　N・C・ベンソン　清水佳苗／大前泰彦＝訳
1335　リラクセーション　成瀬悟策
1351　マンガ　脳科学入門　A・ゲラトゥリ＝文　O・サラーティ＝絵　小林 司＝訳
1391　ミトコンドリア・ミステリー　林 純一
1418　「食べもの神話」の落とし穴　髙橋久仁子
1427　筋肉はふしぎ　杉 晴夫
1431　新・脳の探検（上）　フロイド・E・ブルーム他　中村克樹／久保田競＝監訳
1432　新・脳の探検（下）　フロイド・E・ブルーム他　中村克樹／久保田競＝監訳

1435　アミノ酸の科学　櫻庭雅文
1439　味のなんでも小事典　日本味と匂学会＝編
1472　DNA（上）　ジェームス・D・ワトソン／アンドリュー・ベリー　青木 薫＝訳
1473　DNA（下）　ジェームス・D・ワトソン／アンドリュー・ベリー　青木 薫＝訳
1500　脳から見たリハビリ治療　久保田競／宮井一郎＝編著
1504　プリオン説はほんとうか？　福岡伸一
1511　「複雑ネットワーク」とは何か　増田直紀／今野紀雄
1531　皮膚感覚の不思議　山口 創
1541　新しい薬をどう創るか　京都大学大学院薬学研究科＝編
1551　現代免疫物語　岸本忠三／中嶋 彰
1570　脳研究の最前線（上）　理化学研究所脳科学総合研究センター＝編
1571　脳研究の最前線（下）　理化学研究所脳科学総合研究センター＝編
1585　アレルギーはなぜ起こるか　斎藤博久
1604　ストレスとはなんだろう　杉 晴夫
1626　進化から見た病気　栃内 新
1631　分子レベルで見た薬の働き　第2版　平山令明
1633　新・現代免疫物語「抗体医薬」と「自然免疫」の驚異　岸本忠三／中嶋 彰
1654　謎解き・人間行動の不思議　北原義典
1655　細胞発見物語　山科正平
1656　今さら聞けない科学の常識2　朝日新聞科学グループ＝編
1662　老化はなぜ進むのか　近藤祥司

ブルーバックス　医学・薬学・心理学関係書（II）

1668 マンガ　精神分析学入門　アイヴァン・ワード＝文　オスカー・サラーティ＝絵　小林　司＝訳
1686 麻酔の科学　第2版　諏訪邦夫
1695 ジムに通う前に読む本　桜井静香
1701 光と色彩の科学　齋藤勝裕
1702 男が知りたい女の「気持ち」　田村秀子
1703 マンガ　ユング心理学入門　マギー・ハイド＝文　マイケル・マクギネス＝絵　小林　司＝訳
1705 睡眠の科学　櫻井　武
1718 小事典　からだの手帖（新装版）　高橋長雄
1724 ウソを見破る統計学　神永正博
1727 iPS細胞とはなにか　朝日新聞大阪本社科学医療グループ
1730 たんぱく質入門　武村政春
1732 人はなぜだまされるのか　石川幹人
1735 死因不明社会2　なぜAiが必要なのか　海堂　尊＝編著　塩谷清司／山本正二／飯野守男／髙野英行／長谷川剛
1752 数字で読み解くからだの不思議　竹内修二＝監修　エディット＝編
1760 女の一生の「性」の教科書　河野美香
1761 声のなんでも小事典　和田美代子　米山文明＝監修
1771 呼吸の極意　永田　晟
1774 HSPと分子シャペロン　水島　徹

1787 咳の気になる人が読む本　加藤治文／福島　茂
1789 食欲の科学　櫻井　武
1790 脳からみた認知症　伊古田俊夫
1792 二重らせん　ジェームス・D・ワトソン　江上不二夫／中村桂子＝訳
1794 いつか罹る病気に備える本　塚﨑朝子
1800 ゲノムが語る生命像　本庶　佑
1801 新しいウイルス入門　武村政春
1807 ジムに通う人の栄養学　岡村浩嗣
1811 栄養学を拓いた巨人たち　杉　晴夫
1812 からだの中の外界　腸のふしぎ　上野川修一
1814 牛乳とタマゴの科学　酒井仙吉
1820 リンパの科学　加藤征治
1830 単純な脳、複雑な「私」　池谷裕二
1831 新薬に挑んだ日本人科学者たち　塚﨑朝子
1839 血液型で分かる　なりやすい病気・なりにくい病気　永田　宏
1842 記憶のしくみ（上）　ラリー・R・スクワイア　エリック・R・カンデル　小西史朗／桐野　豊＝監修
1843 記憶のしくみ（下）　ラリー・R・スクワイア　エリック・R・カンデル　小西史朗／桐野　豊＝監修
1853 図解　内臓の進化　岩堀修明
1854 カラー図解　EURO版　バイオテクノロジーの教科書（上）　ラインハート・レンネバーグ　小林達彦＝監修　田中暉夫／奥原正國＝訳

ブルーバックス　医学・薬学・心理学関係書（Ⅲ）

1855 カラー図解 EURO版 バイオテクノロジーの教科書(下) ラインハート・レンネバーグ 小林達彦＝監修 西山広子／奥原正國＝訳
1859 放射能と人体 落合栄一郎
1874 もの忘れの脳科学 苧阪満里子
1884 驚異の小器官 耳の科学 杉浦彩子
1889 社会脳からみた認知症 伊古田俊夫
1892 新しい免疫入門 審良静男 黒崎知博
1896 「進撃の巨人」と解剖学 布施英利
1901 99・996％はスルー 竹内 薫／丸山篤史
1903 創薬が危ない 水島 徹
1923 コミュ障 動物性を失った人類 正高信男
1929 心臓の力 柿沼由彦
1931 薬学教室へようこそ 二井將光＝編著
1943 神経とシナプスの科学 杉 晴夫
1945 芸術脳の科学 塚田 稔
1952 意識と無意識のあいだ マイケル・コーバリス 鍛原多惠子＝訳
1953 自分では気づかない、ココロの盲点 完全版 池谷裕二
1954 発達障害の素顔 山口真美
1955 現代免疫物語beyond 岸本忠三／中嶋 彰
1956 コーヒーの科学 旦部幸博